その神経《バランス》じゃ調子わるくもなりますよ

小林弘幸

JN283926

青春新書
PLAYBOOKS

はじめに　よくガマンしていましたね
……その不調、自律神経が原因です

「最近、なぜかわからないけど調子が良くなくて、タイムが伸びないんです」

と言って、アスリートが訪ねてくることがあります。

本人は、

「試合が続いて筋肉が疲れて、フォームが縮こまってるんです」

と言います。

トップアスリートの自己分析ですから、そうそう間違えないと思うかもしれませんが、私が診察すると、ほとんどの場合、原因は違うところにあります。

たしかに、フォームは縮こまっているのでしょう。しかし、それは表面に表れたいくつかの症状のひとつにすぎず、その奥に深い原因があるのです。

植物でいえば、根っこが水浸《びた》しになっていたり肥料を与えすぎていれば、根ぐされしてしまいます。この状態で何をしても、きれいな花は咲きません。フォームのくずれは、いわば「花が枯れている」ということです。

では何が「根っこ」なのかというと、「自律神経のバランス」です。アスリートに限らず、診察で拝見するほぼ全ての患者の方のケースで、バランスがくずれていることが根本的な原因だということが、私たちの研究で明らかになってきました。

ご本人は、

「なぜかわからないけど、なんとなく調子がわるい」

「特に疲れてはいません」

と言っていても、自律神経の値を測定してみると、バランスが大きくくずれていて、

「よく今までガマンされていましたね。このバランスじゃ、調子わるいはずですよ」

と申し上げることが非常に多いのです。

冒頭のアスリートの例でいえば、「きれいな花を咲かせる」、つまり「フォームを良くする」には、根っこを健康にすることが欠かせません。

例えていうと簡単なようですが、実際には、日本を代表するアスリートでも、どこか調子がわるいとき、録画を見てフォームの狂いをさがし、わずかな狂いを見つけたら、それが原因と考えて元に戻そうとすることが多いのです。目に見える原因を探そうとするわけです。フォームの他には、「体の動き出しが一瞬遅い」といったことを「原因」と考えることもあります。

また、一流の経営者やアーティストのように健康管理に意識の高い方でも、ご自身のパフォーマンスがちょっと落ちると、自覚できる不調に目を向け、それが原因と考えてケアしようとしがちです。肩が凝《こ》ったら湿布を貼るとか、咳《せき》が続いたら風邪薬を飲む、といったことです。

もちろんそういう対処も必要ですが、それでは症状が治まるだけです。花がちょっとしおれているからといって、霧吹きで水を吹きかけても、一瞬は見栄《みば》えが良くなるかもしれませんが、すぐまた元に戻ってしまいます。

まずは「根っこ」に着目して、
「何か、自律神経のバランスをくずすようなことがあったかな」
と考えるのが、遠回りのようですが、じつは最短で最善のアプローチです。みずみずしい根っこから、色つやの冴えない花は咲きません。人の目を惹《ひ》かずにおかないような、美しい花が咲くのです。私たちの体も同じです。

さて、では「自律神経」とはどういうものでしょうか。まずそこからご説明しましょう。

「自律神経」という言葉は、ほとんどの方が聞いたことがあると思います。しかしくわしく理解している人は少ないのではないでしょうか。

「呼吸や心臓の拍動などを司《つかさど》っている。自律神経失調症になると、汗が止まらなくなったりする」

というのが、多くの人が持っているイメージだと思います（もちろん今の時点では、まったくご存知なくても大丈夫です）。

じつは、私たち医師の間でも、自律神経の働きを正しく理解して、それを患者さんの健康維持や改善に応用できる人は多くはありません。まだまだ一般的にも専門的にも、メジャーな存在ではないのです。

自律神経は、神経ですから、目に見えるものです。しかし実際に見たことがある人はまずいないでしょう。これが、もうひとつメジャーな存在でなかった理由のひとつです。

また、「呼吸や心拍、血流など、非常に大事なことをやっているのに、それが〝体が意識しない、つまり無意識のうちに〟行われている」というのも、大きな理由です。

きわめて重要なのに意識されない、感謝されない。でも黙々と、1秒も休まず仕事をする、そんな器の大きな縁の下の力持ち、それが自律神経です。

あなたのまわりにも、あまり自己主張やアピールはしないけど、いろいろと大事なことをやってくれていて、その人が休むと「あの人がいないと、こんなに不自由を感じるものなのか……!」と、皆に感謝される人がいませんか? 自律神経は、まさにそんな愛すべき存在です。

急に、自律神経のことを好きになった方もいるかもしれませんね。
では、どんな働きをしているのでしょうか。

・呼吸する
・心臓を拍動させる
・血液を全身に流す
・食べたものを消化し、排泄《はいせつ》する
・体温を調節する

これらすべて、自律神経の働きによってなされます。「縁の下の力持ち」という表現では全然足りませんね。自律神経がなければ、私たちは1秒たりとも生きてはいられません。こんなに大事な神経の状態が良くなければ、体調、パフォーマンス、心の状態に影響しないはずがないというのは、直感的におわかりいただけると思います。

さて、この自律神経は、交感神経と副交感神経の2つから成り立っています。
交感神経が優位になると血管が収縮して、全身の緊張感が高まります。心拍が上がり、血圧も上昇します。朝起きたときから上がり始め、昼をピークに日中に高くなります。車でいえばアクセルの役割をしていて、体も脳もアクティブな状態、いわば「活動モード」「戦闘モード」になります。

一方、副交感神経はブレーキの役割をしています。優位になると、心拍や血圧もゆったりと下降し、心身ともにリラックスした状態になります。いわば「お休みモード」です。全身の血流も良くなります。消化管の活動が活発化します。

2つの神経の状態は、測定器で計測すれば、それぞれ数値化することができます（指や耳たぶの脈拍から解析します）。

交感神経優位でアグレッシブになりすぎても良くないし、副交感神経優位になりすぎてリラックスした状態が長く続きすぎてもいけません。大事なのはバランスです。

といっても、バランスさえとれていればいいというわけでもないのです。「2つとも低い」のではどうにもなりません。「2つの神経の数値が、どちらも高い状態」が安定して続いてこそ、高いパフォーマンスを発揮できるということが、私たちの研究でわかったのです。

私は、研究成果から導き出したトレーニング方法を、世界を舞台に活躍する多くのトップアスリートに提供し、幸い「先生のおかげで良い成績を残せました」と言っていただいております。常に結果を求められる彼らは、自律神経をコントロールすることの大切さが、先述の「根っこ」であることにいち早く気づいて実践し、見事に結果を出しています。アスリートだけでなく、ビジネスパーソン、文化人、主婦の方など、外来にいらした多くの方の自律神経を計測し、診察し、治療してきました。

その経験の中から、とくに大切な、

「調子をわるくさせている本当の原因を見つけ出し、その生活習慣を改善し、いつも調子がいい状態をキープして高いパフォーマンスを長く出し続けられる方法、考え方」

を、ビジネスパーソンの方々や、勉強、就職活動、子育て、介護、療養など、毎日の生活を頑張っている方々に紹介するのが、本書です。

「『良い状態をキープする』っていうけど、自律神経って、自分でコントロールしたり、鍛えたりできるの？」

と思われた方も多いでしょう。

大丈夫、アスリートでなくても、十分に効果的に鍛えられます。特別な用具や設備がなくても、キツいトレーニングをしなくてもできます。ふだんの生活習慣をちょっと改善することで、十分な効果が上がるのです。

もちろん、ここに記したことを、無理をして全部やろうとする必要はありません。むしろかえって自律神経を乱して逆効果になります。

まずはストレスなくできることから実践していただければ、成果は着実に表れてくるはずです。成果が出てくれば、体にも心にももっと余裕ができますから、他のものにも挑戦してみてください。そうすれば、自然に日々の習慣になります。

ここまでくればもうしめたもので、あなたは「いつも高いレベルで、安定してバランスがとれている自律神経の持ち主」への階段を毎日、確実にステップアップしていきます。

そうなったとき、以前のように「調子が良くない状態」に苦しむことは、もうなくなるでしょう。自分の体や心の状態を冷静に見つめ、ちょっとした異変があっても「根っこ」に思いをはせ、本当の原因に気づき、自分でケアできるようになっていると思います。

一日たっぷり活動しても、体にも、心にも余裕があり、バランスがとれ、人とのコミュニケーションも快くとれる。仕事や生活のパフォーマンスが上がり、毎日がプラスの循環に入っていく――そんな素晴らしい毎日と、充実した人生を、ぜひ手にしていただきたいと思っています。

小林弘幸

あなたの自律神経バランスチェックテスト

自律神経の状態は、自分で思っているのとは全く違うことが往々にしてあります。リラックスしていると思っていても実はすごくストレスがかかっていたり、疲れていると思っていても、とても良い状態だったりします。「まだまだ自分は頑張れる」と思って無理をしすぎて調子を落とすといったことが起こるのはこのためです。

いま、あなたの自律神経はどんな状態になっているでしょう？　専用の測定機で計測しなくても、このチェックテストでほぼ正確にわかります。

①～④のうち、当てはまるものを1つ選び、○を付けてください。

1. 眠りについて

①ベッドに横になったら、だいたいすぐに眠れる
②夜、ふつうに眠ったのに、昼間もなんとなく眠い感じがする
③なかなか寝つけない
④寝つきが悪く、眠れても途中で目が覚めてしまう

2. 仕事、勉強、家事などについて

①やりがいを感じている。努力すれば結果が出せると感じている
②やる気が出なかったり、やろうとしても眠くなったりする
③できなかったときのことを考えると不安なので、集中して取り組む
④やれないことに不安は感じるが、体がついていかない

3. 食欲について

①食事の時間になるとお腹が減る。おいしく食べられる
②食べてもすぐにお腹が減って、お腹が鳴る
③仕事などに集中していると、お腹がすかない
④食べたくない、もしくは空腹でないのに食べるのをやめられない

4. 食後について

①胃もたれはほとんどしない
②食べてもすぐにお腹が減る
③食後に胃がもたれることが多い
④食事の前後に胃が痛くなることが多い

5. 解決しなければいけないことがあるとき

①どうすればいいのか、すぐに考えがまとまり、行動できる
②いつの間にか他のことを考えてしまうなど、考えがまとまらない
③息をつめて考え込んだり、考えすぎて不安になる
④考えようとしても集中できず、やる気も起きない

6. 疲れについて

①それなりに疲れるが、眠ればリセットできる
②すぐに眠くなるが、昼間もややだるい
③疲れは抜けにくいが、仕事になれば頑張れる
④何をするのも面倒に感じるほど、いつも疲れを感じている

7. メンタルについて

①仕事中は気が張っているが、帰宅すれば切り替えられる
②特にストレスは感じていないが、ボーッとしていることが多い
③一日中、気が張っていて心がほぐれない
④強い不安や恐怖感があったり、逆に考えるのが嫌で眠りたくなる

8. 手足の冷えについて

①年間を通して、特に冷えは感じない
②冷えは感じないが、逆にぽかぽかして眠くなることが多い
③湯上がりでも少したつと手足が冷えてしまう
④眠れないほど手足が冷たく、顔色も悪い

9. 体重について

①もう何年も、体重は大きく変動していない
②つい食べすぎ、太りやすい
③ストレスがあると増えやすい
④1年前に比べて5kg以上増減した

10. 今の自分について

①活気に満ちあふれ、心身ともに幸せだと感じている
②大きなトラブルもなく、どちらかといえば幸せなほうだと思う
③日々、刺激を受けることで、充実していると感じる
④漠然と不安を感じる。ゆううつ感が抜けない

診断結果——あなたの自律神経はこうなっています

Aは副交感神経、Bは交感神経が働いている状態を表しています。ABは両方が高い理想的な状態。マイナスABは両方低い状態です。当てはまったAとB両方の数を数えてみましょう。ABの場合は、AとB両方に1点ずつ加点し、マイナスABの場合は、両方減点してください。

1. 眠りについて
①AB ②A ③B ④マイナスAB

2. 仕事、勉強、家事などについて
①AB ②A ③B ④マイナスAB

3. 食欲について
①AB ②A ③B ④マイナスAB

4. 食後について
①AB ②A ③B ④マイナスAB

5. 解決しなければいけないことがあるとき
①AB ②A ③B ④マイナスAB

6. 疲れについて
①AB ②A ③B ④マイナスAB

7. メンタルについて
①AB ②A ③B ④マイナスAB

8. 手足の冷えについて
①AB ②A ③B ④マイナスAB

9. 体重について
①AB ②A ③B ④マイナスAB

10. 今の自分について
①AB ②A ③B ④マイノスAB

合計 A＝□つ B＝□つ

自律神経のバランス「4つのタイプ」

自律神経のバランスは、ふだんの環境も影響しますが、多くの場合、生まれ持った性質に大きく左右されます。幼い頃からのんびりしていて物事に動じない人は副交感神経が高く安定しやすいのですが、心配性で神経質な人は交感神経が優位になりやすいのです。

しかし改善はできますから、まず自分の自律神経のバランスを知って、改善していきましょう。

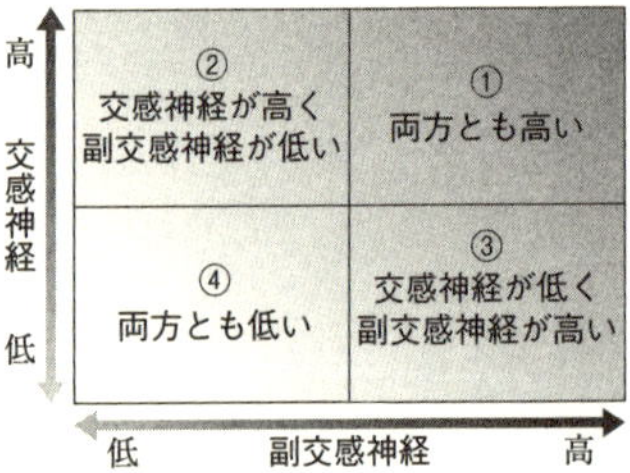

①AとBともに8つ以上
——交感神経、副交感神経ともに高い理想的なタイプ

集中すべきときは集中し、帰宅すればすぐにリラックスできる。理想的な自律神経のバランス状態です。仕事や勉強、家事などをバリバリこなし、その自信が外見にも表れています。「頼りになる人」「素敵な人」と、周囲から一目置かれていることでしょう。

血行が良く太りにくいので、年齢に関わらず若々しく、長生きも期待できます。

対策 特に改善点はなく、現状を維持しながら自律神経力《トータルパワー》（42ページ参照）を上げていけばOK。

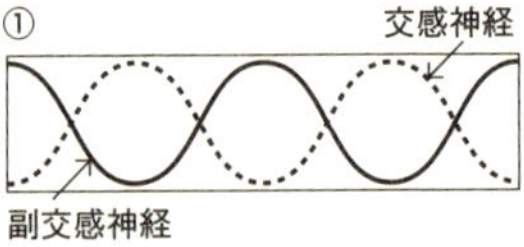

しかし油断は禁物です。副交感神経の働きは男性は30代、女性は40代に入ると加齢とともに下がります。睡眠不足や暴飲暴食に気をつけ、生活のリズムをキープしましょう。

②Aが7つ以下、Bが8つ以上

——交感神経が高く、副交感神経が低いタイプ

仕事への集中力が高くバリバリこなすが、カッとなって部下を怒鳴りつけたり、イライラして人やものに当たるタイプです。怒りっぽいため敵が多く、イライラからヤケ酒に走ることも。

血管が収縮し新陳代謝が悪いため、肥満になりやすい。副交感神経が低いため、腸の蠕動《ぜんどう》運動が弱く、便秘になりやすい傾向もあります。

対策 せかせかせず、ゆっくり動くことが大事です。これにより、浅くなっていた呼吸も深くなります。本書で紹介するメニューを取り入れ、副交感神経を高めることを意識しましょう。

③Aが8つ以上、Bが7つ以下

——交感神経が低く、副交感神経が高いタイプ

7人に1人いるといわれている、のんびりタイプです。「やる気あるのか?」と上司

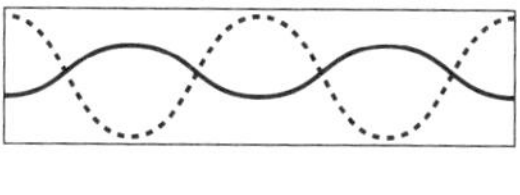
②

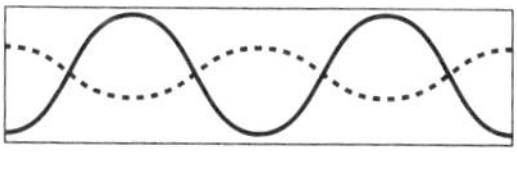
③

に叱られることも。リラックスしすぎるため、ケアレスミスが多く、仕事中や会議中に寝てしまうこともあります。血液を押し出す力が弱いため、血行障害の危険も。

対策 仕事や休日の行動に、目標となる数字や期限を設定するなど、自分に適度なプレッシャーをかけることを意識しましょう。

朝起きたらすぐにカーテンを開け、日光を浴び、朝食をしっかり摂《と》りましょう。「電車では座らない」「3階までなら階段で上がる」などを自分に課し、ふだんの生活の中に適度な運動を取り入れましょう。

④A、Bともに7つ以下 ——交感神経、副交感神経ともに低いタイプ

「疲れた」「だるい」「面倒くさい」が口ぐせ。顔色が悪く、覇気がまったく感じられないタイプです。寝不足やストレスが原因で交感・副交感神経ともに低下し、慢性的に疲れが抜けない状態といえます。

消化器系も同じように疲れており、栄養バランスも悪く、便秘のことも多いのがこのタイプの特徴です。

対策 急に激しい運動などで改善するのは逆効果です。まずは生活のリズムを立て直します。早寝早起きを習慣にし、ウォーキングなどの軽い運動を取り入れましょう。

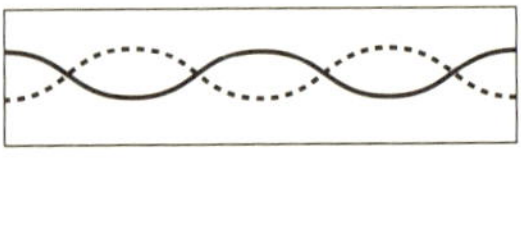
④

その神経《バランス》じゃ調子わるくもなりますよ

目次

2章 こうすれば「自律神経力《トータルパワー》」は自分で上げられます

——①まず「カラダ」から整える——

3章　1日を「自律神経のリズム」に合わせると、どんどん調子が良くなります

——②朝起きてから寝るまで、「時間の使い方」を見直す——

4章　他人、疲れ、ストレス、プレッシャー……もっと〝乱されない体質〟に変われます

――③バランスをくずす要因を遠ざける――

本文イラスト　藤原千晶

1章

バランスをくずしていたのは
その習慣です

——私たちの自律神経は
どのくらい乱れているのか——

不安定な人は「血管を通れない血液」になっている

「顔色悪いね」と言われて、「自分では気になってなかったけど」と思いながら鏡を見たらたしかに良くなかった、ということはありませんか？

こういうとき、「少し休めばすぐ戻るだろう」と安易に考えるのは危険です。顔色が悪いのは、体内の血流が悪くなっていて「血液の質」そのものが低下しているサインです。

ここで質問です。「健康」とはどういう状態でしょう？

真正面から聞かれると、答につまってしまうかもしれませんね。私の答は、**「質のいい血液が、全身のすみずみまで、一つひとつの細胞にまで流れている状態」です。この状態をいかに自分のものにし、長くキープするか、それが一番大事です。**

この状態であれば、まず体が良い状態になります。体が良ければ心も良い状態で安定します。「健全な心は健全な肉体に宿る」といいますが、その通りです。心身ともに良い状態で安定していると、表情、話し方、姿勢、立ち居振る舞いも整ってきて、人にも良い印象を与えます。

これこそが、私たちが目指すべき、広い意味の健康といえるでしょう。

血流の良し悪しをコントロールしているのは、自律神経です。

自律神経が安定していれば、体のすみずみまで「質のいい血液」が十分に行き渡るため、肝臓をはじめ臓器も十分に働き、疲労も回復しやすくなり、顔色や姿勢も良い状態になります。体の調子が良いと、心の状態も安定してきます。

血液を顕微鏡で見てみると、自律神経のバランスがいいか悪いかは一目瞭然です。バランスの悪い人の血液は、本来ならば丸くきれいな形をしているはずの赤血球が、変形したりくっついていています。ひどくなると完全に壊れてしまっているものもあります。

壊れた赤血球では酸素を運ぶことができないし、壊れていなくともくっついていたのでは、細かい末梢《まっしょう》血管の細胞内を通ることができません。

バランスが乱れた人は、体のすみずみまで酸素を運べない血液になっているのです。

逆に、自律神経のバランスをより高いレベルで安定させて、質のいいきれいな血液を体のすみずみまで行き渡らせることができれば、体のあらゆる機能が向上して、いきいきと若々しく、冴えた毎日を送ることができるのです。

男性30歳、女性40歳が「副交感神経の曲がり角」

健康とはどういうことか、自律神経のバランスがくずれたらどうなるかをお話ししてきました。

さて、このバランスですが、私たちが生きている今の時代は、バランスが乱れる原因があちこちにあふれています。

時間に追われる忙しい毎日

満員電車

人間関係のストレス

いつでもどこでも追いかけてくるメール

……**ほとんどの人はストレスがたまっているから、どちらかというと交感神経が優位で、副交感神経が下がっています。**

するとどうなるかというと、血管が収縮してしまい、血流が悪くなります。便秘や冷えはこれが原因です。また、**副交感神経が下がるとリンパ球の働きが鈍くなり、免疫力が下がり、感染症にかかりやすくなって風邪をひきやすい体質になってしまうのです。**

便秘というと「女性の症状」というイメージがありますが、実は中高年、とくに50代の男性も多くが当てはまります。また、最近は夏場でも手足の冷えを訴える人が少なくないうえ、多くの男性が「冷え」に悩まされています。冷房のききすぎなどの影響もありますが、背景には「男女ともに、交感神経が優位になりすぎ、副交感神経が低下している」という、バランスのくずれた状態があると考えられるのです。

さて、交感神経の働きは年を重ねてもさほど変わらないのですが、**副交感神経の働きは、男性は30歳、女性は40歳を境に低下していきます。**

私はこの副交感神経の低下がいろいろな病気の原因ではないか、さらに男女の10年の差が、平均寿命の差ではないかという仮説を持っています。

この年齢を過ぎたら、意識して副交感神経を上げ、良いバランスを保つ生活をしていくことが大事です。私たちは、時代と年齢の「ダブルパンチ」に見舞われているわけで、放っておくとバランスはすぐに崩れてしまうからです。

ここで自律神経の値の計測法について触れておきましょう。

旧ソビエト連邦によって「心拍変動解析」という方法が開発されました。宇宙ステーションで働く飛行士や原子力潜水艦の乗組員に突然死が多発したことをきっかけに行われた研究の結果、自律神経の破綻《はたん》が原因とわかったという背景があり、その過程で開発されたものです。

耳や指先にセンサーをつけて脈を測ります。脈は一拍一拍同じ間隔で刻んでいるイメージがありますが、実際には微妙に違います。これを「脈のゆらぎ」といい、ゆらぎを決めているのが自律神経です。ゆらぎを「プリズムを通したフーリエ解析」という方法で解析して出てくるのが、２つの神経の値というわけです。

交感神経は悪者ではない

だんだん皆さんは、

「交感神経は悪者なんだ、抑えなきゃ！」

とお感じではないでしょうか。放っておくとどんどん伸びてきて厄介な雑草のように。しかし決して悪者ではありません。車でいえば「アクセル」であり、「エンジン」です。「いいエンジン」がなくては、いい走りはできません。

私が診察する多くのアスリートたちも、勝負のかかった瞬間の自律神経は、必ず交感神経が優位になっています。これは、時間内に大事な企画書を仕上げなくてはならないビジネスパーソンや、追い込み時期の受験生も同じでしょう。

ただ怖いのは、その状態からいつまでも脱出できずに、緊張状態が長く続いてしまうことです。交感神経優位のときは血管は収縮しています。いつまでも収縮しっぱなしでいいわけがありません。先に触れたように、バランスがくずれると赤血球が壊れるうえに、血管が収縮を続ける。悪循環です。

また、**いったん優位になった交感神経は、2時間は元には戻らないことがわかってきています。夜遅くまでの残業のあと、なかなか寝つけないのは、横になってもすぐには副交感神経優位にはなれないからなのです。**

大事なのは、緊張と弛緩を、バランスよく組み合わせることです。

たとえば将棋で、「長考」に入った棋士が席を立つシーンがあります。

何十手先まで考えても、次の一手が決まらない。そんなときは一度席をはずし、緊張から弛緩にチェンジする。極度の緊張で交感神経が長時間にわたって優位になっているところで離席することにより、副交感神経を上げ、リラックスし平常心を取り戻す。それにより、今までの長考の中では見えていなかった「駒の道」が見えてくることがあるといいます。

いつもよりイライラしたら「体」をチェック

これといい原因はないのに、「なんだかやる気が出ない」ということは、誰にでもあるでしょう。こういうとき、「あの人に言われたことがストレスになってるのかな」とか「意志が弱いな」などと考えるより、まず「私の体は今、大丈夫か？」と考えてみてください。

- 睡眠時間は足りているか。夜更《ふ》かしが続いていなかったか
- 質の良い食事を規則的にとれていたか。食事を抜いたり、食欲がなかったり、逆に食べすぎたり、深夜にラーメンを食べて寝たりしていなかったか
- 適度に運動をしていたか。運動不足や、激しい運動のしすぎはなかったか
- 体を冷やしたり、冷やしたまま寝たりしなかったか

・お酒を飲みすぎなかったか

――こういった基本的なチェックをしてみましょう。問題があったら、そこを改めることが大切です。

少し前には、

「やる気が出ないな」といった、自覚症状が出てきたときは、すでに体の不調は進んでいると考えるべきです。

・小さな、自分の中で処理できてしまうようなミス（他人に気がつかれずにすむミス）が増えてきた

・ちょっとしたことでイライラしてしまう

――といったことがあったのではないでしょうか？　こういう変調が出てきたら、すぐに「体は大丈夫か」をチェックしましょう。多くの場合、思い当たる原因があるはずです。

原因が思い当たらず、あるいは思い当たるところを改善しても回復しない場合、病院で血液検査を受けることも大事です。たとえば、肝臓や腎臓の機能が悪ければ食欲も減退し、すべてのパフォーマンスは落ちます。これは気力で解決する問題ではありません。

まずは体を整える。それができれば、「心」は後から自然についてくるのです。

2章

こうすれば「自律神経力《トータルパワー》」は自分で上げられます

――①まず「カラダ」から整える――

自律神経力《トータルパワー》は「生まれつき」ではない

1章では、自律神経のバランスと、高いレベルでの安定が大事だということと、ある年齢を過ぎたら意識して体をケアしないと、特に私たちが生きている現代では、すぐにバランスがくずれてしまうということをお話ししてきました。

さて、「はじめに」でも触れましたが、「自律神経は、自分ではコントロールできない」というイメージを持っている方は多いと思います。

もちろん、心臓の拍動とか、眠っているときの呼吸とか、内臓の動きを自在に操ることなどできません。しかし、**ふだんの生活習慣を少し変えることによって、バランスを整え、2つの神経がより活性化する状態をつくることは、あまり知られていませんが、十分に可能です。**

この章ではこの点についてご説明していきましょう。

その説明をするにあたって、「自律神経力《トータルパワー》」についてお話ししておかなくてはなりません。耳慣れない言葉だと思いますがお付き合いください。

交感神経と副交感神経の状態は、数値で表せると先に触れました。その合計を、その人の「自律神経力《トータルパワー》」という言葉で表します。いわば、「その人の自律神経の総合得点」です。

たとえば、トップアスリートは交感・副交感神経がどちらも高く、「交感神経250＋副交感神経250」くらいです。自律神経力《トータルパワー》は、合計で500ということになります。ただし同じ「トータル500」でも、「400と100の人」より「250と250の人」の方が、パフォーマンスはずっと高くなります。これがこれまでお話ししてきた「バランスが大事」ということです。「400と100」では、せっかくの「400」を発揮できないのです。

一般の方の場合、150と150で「トータル300」なら、健康でいきいきした毎日を過ごしている状態といってよいでしょう。

今の時代、多くの方は、「200と100」というように、交感神経が優位になっていますから、副交感神経を上げる生活習慣を取り入れ、交感神経を上げすぎる習慣を改める

と良いのです。

なかには「交感100、副交感200」といった副交感神経が優位の人もいます（19ページ③、149ページで触れています）。また「交感50、副交感50」で「トータル100」では低すぎ、疲労状態です。

自律神経力《トータルパワー》は、生まれつきのものではありません。ふだんのちょっとした生活習慣でアップできるのです。

なお、自律神経力《トータルパワー》は、厳密には専用の測定機で計測するのですが、「チェックテスト」（13ページ）をしていただければ、ほぼ正確にわかるので、ここから先はぜひテストをしてからお読みください。

さて、では鍛えるにはどうすればいいのでしょうか。

よく、アスリートが「心技体」といいますね。ロンドン五輪で、柔道の解説をしていた野村忠宏選手が、「心技体のうちどれが一番大事ですか」と聞かれ、「心」と答えていました。たしかに心は大事です。「病は気から」ともいいますし、心と体がつながっていることは事実です。

しかし、オリンピックで優勝するレベルの体の人だから「心」なのです。体や技に問題のある人が、心に頼ってもどうにもなりません。夜更かし・二日酔いで「心」に頼っても、質のいい仕事はできるはずがなく、ただの「気合の入った残念な人」になるだけです。**「体と技がない人ほど、心に頼る傾向が強い」というのが、多くの人を見てきた私の正直な実感です。**

オリンピックレベルの体を持っていない私たちは、まず体です。体の状態を整えることから始めましょう。目指すのは、先にお話しした「全身のすみずみまで質のいい血液が行き渡っている状態」です。

体を整えたら、技も磨きましょう。これについては、3章以降でくわしくご説明します。**体と技が良い状態になっていれば、心は自然に後からついてきます。だから、私はメンタルトレーニングは必要ないと思っています。**

では、バランスを整え、トータルパワーを上げる「体の整え方」についてお話ししていきましょう。

血行が良くなる「1対2《ワンツー》呼吸法」

体を良い状態にするために一番重要なのは、呼吸です。

「え？　血流じゃないの？」と思った方もいるかもしれませんが、その血流を良くするのが呼吸なのです。

重いものを持ち上げるときをイメージしてください。人は緊張すると呼吸を止めたり、浅くしてしまいます。仕事中でも、締め切り間際で1分1秒も惜しいときとか、上司が怖い顔で横から見ているときなど、呼吸は浅くなっているはずです。

呼吸を止めると、末梢の血流はその瞬間に止まります。これはもう、測定機で見ていても驚くくらい、パタッと止まるのです。

また、緊張やストレスで下がった副交感神経は、息を吐かなければ上がりません。ストレスに襲われたときや緊張したとき、ため息をつきますね。悪いイメージがありますが、浅くなりすぎた呼吸を、大きく吐いて深い状態に戻すという、ゴルフでいうリカバリーショットの意味があるのです。体にとっては非常に合理的なものです。

現代人は、ふだんから呼吸が浅くなっています。交感神経優位の人が多いのと表裏一体の関係にあります。「深い呼吸」を意識して、ふだんの生活の中で習慣にすれば、着実にトータルパワーを上げることができます。

そこで、私がおすすめしているのは、「1対2《ワンツー》呼吸法」です。

やり方はいたってシンプル。

「3〜4秒間、鼻から息を吸い、6〜8秒かけて口から吐き出す」これだけです。

息を吐くほうに意識を向けてください。ゆっくり息を吐くことで、頭と胴体をつないでいる頸部にある「圧受容体」が反応して、副交感神経の働きが高められます。たったこれだけのことで、全身の血行が良くなり、肩こりや頭痛を軽減できるのです。

よく、「呼吸は腹式がいい」といわれますが、あまり気にする必要はありません。「1対2《ワンツー》呼吸法」を繰り返しているうちに、血の巡りが良くなっていくことを実感できます。

「調子が上がらないな」とか「イライラしてるな」と思ったらやってみてください。

私も一日に何度もしています。

仕事や勉強の最中はもちろん、通勤電車の中や、大事な試験やプレゼンの前など、この呼吸法を習慣にすると、体の調子はどんどん良くなっていきます。

腸の善玉菌が増えると血液の質が上がる

呼吸は血液を全身に行き渡らせるために重要という話をしました。

次に、腸の話をしましょう。

腸は、「質のいい血液をつくる」ために非常に大切です。この「質」を決めているのが、腸内細菌叢《そう》です。腸内には、善玉菌が2割、悪玉菌が1割、日和見菌《ひよりみきん》が7割います。一番多いのが日和見菌ですが、悪玉菌が増えると、日和見菌は悪玉菌になってしまう。だからこれをどう味方につけるかが大事です。

善玉菌が多い腸内で栄養分を吸収した血液は、質のいい血液です。それが全身をめぐる。

逆に、**悪玉菌が多い腸内からの血液は質が悪く、ニキビや肩こり、疲労、便秘、下痢、感染症、アトピー性皮膚炎、栄養障害、大腸ガンなどの原因になります。**

マウスでも、無菌なら96週生きるのに、悪玉菌を入れると78週しか生きられないという結果があります。

人間は、赤ちゃんのときは善玉菌が多いのですが、残念ながら年をとると減ってきます。善玉菌の減少と副交感神経の低下というダブルパンチになるわけです。

ではどうするか。乳酸菌と食物繊維を摂るのが効果的です。私がおすすめする最強メニューは、キムチ納豆です。韓国人の肌がきれいなのには、このあたりにも秘密がありそうです。

食事の前にコップ1杯の水を飲み、胃腸の働きを活性化させることも大事です。水を飲むと胃腸が動き出し、食べ物を受け入れる準備が整います。何の準備もできていない胃腸に急に食物を入れるよりも、消化吸収がぐんとスムーズになります。

善玉菌が多くなり、日和見菌を味方につけられると、「質のいい血液」ができるようになります。

それだけでなく、**腸内環境が良くなると副交感神経が上がります。**これはマウスの実験で証明されています。「質のいい血液」が、さらに全身のすみずみまで行き渡りやすくなるわけです。いかに腸が大事かということですね。

腸は「セカンド・ブレイン（第2の脳）」と呼ばれ、脳と同じように神経細胞が多く集まっています。脳と腸はいわば高速道路のような太い道でダイレクトにつながっているのです。

脳が感じたストレスは自律神経を介してダイレクトに腸に伝わり、便秘や下痢など不調・病気の原因となります。腸内環境を整えることが、呼吸とならぶ「健康の基本」であり、調子を良くする絶対条件なのです。

私が朝食を抜かない3つの理由

私は、食事は1日3食が良いと考えています。
なかでも朝食は欠かせません。

3食食べないと1日に必要な栄養がとれないからではありません。腸を1日3回は刺激したほうが良いからです。腸は、食べ物が入ってくるなどの刺激がないと動きません。刺激があれば動き出します。食事を抜くと腸が動かず機能が衰えてしまうのです。

特に朝食が大事なのはなぜか。3つ理由があります。

1つは、副交感神経が上がりにくい朝に、上げられるからです。食べると、刺激されることによって消化管が動き、副交感神経は上がるのです。

2つめは、「時計遺伝子を活性化させる」ということです。「時計遺伝子」とは何かご説明しましょう。

「体内時計」という言葉を聞いたことがあると思います。これは、人間だけでなく、マウスやミドリムシなどにもある、生物がもともと体内に持っている時計のことです。

脳にも体の一つひとつの細胞にもある、この体内時計の働きは、「時計遺伝子」が司っているのです（この遺伝子に変異が起こると、体内時計が狂い、午前中に交感神経が上がって夜は副交感神経が優位になって眠くなるという「概日《がいじつ》リズム」を保てなくなってしまいます）。

体内時計のスイッチを入れる時計遺伝子を活性化させるのが、朝食なのです。

ちなみに、体内時計の1周期（概日リズム）は24時間ではなく、約25時間といわれています。完全に体内時計だけに任せていると、毎日約1時間ずつずれてしまうわけです。このズレを矯正しリセットするのが、朝食と「朝の日光を浴びること」です。

3つめは、忙しい朝に余裕を持つ習慣ができるからです。10分、15分でも食卓についてものを食べれば余裕が生まれます。これがさらに副交感神経にはプラスとなります。

ただし、**朝起きて間もない時間帯は、胃腸が完全に目覚めていないため、昨晩のカレーの残りや肉料理など、刺激の強いものや油っこいものは避けましょう。消化できる状態にはありません。**

また、企画をしたりアイディアを求められる仕事をしている人は、少し軽めの朝食で済ませるほうがいいでしょう。食べすぎると、消化管での吸収に多くの血液が使われるため、脳への血流が減ってしまい、集中力が最大限に発揮できなくなってしまいます。朝食をとる最大の目的は、眠っていた腸に刺激を与えて副交感神経を上げて全身への血流を促《うなが》すことです。栄養や体力を必要以上に蓄えることではありません。

ちなみに私の朝食は、ヨーグルト200gにハチミツを加えてシナモンパウダーを振りかけたものと、バナナ1本、または季節のフルーツといった程度のものです。これだけでも朝にとるべき栄養は確保できますし、副交感神経を活性化させて一日のスイッチを入れることができます。

ただし、少なすぎると「時計遺伝子」が活性化されません。駅で立ったままゼリーを流し込み「これが朝食」と言っている人がいますが、これでは少なすぎます。

「ゆっくり歯磨き」で慌ただしい朝が変わる

朝、寝坊すると誰でもちょっとしたパニック状態になります。よくドラマでありますが、パンをくわえたまま慌てて家を出たものの、「携帯を忘れた」と言って戻ってくる。気が付くと左手に携帯を持っていたといった状態です。

人間は、余裕がなくなり、自律神経が乱れると、ふつうでは考えられないミスをするような状態になるのです。このままでは大事なものを忘れたり、待ち合わせ場所や時間を間違えたり、ミスを連発しがちです。

反対に、余裕を持ってスタートし、スムーズに質の良い一日へと導く「朝」もあります。ぜひおすすめしたいのが、「ゆっくり歯磨き」です。

「ただでさえ忙しい朝にそんなことしていられない」

「そんなことで仕事ができるようになるとは思えない！」

という声が聞こえてきそうですが、試してみた皆さんから「効果があった」という声をいただいている意外な一手なのです。慌ただしい朝だからこそ、「余裕」を持って、「ゆっくり」行動をする習慣をインストールする意味が大きいのです。一度実行すると、翌朝からは「あ、昨日より気が急《せ》いてる。余裕を持たなきゃ」「呼吸を止めてたんだな。深くするようにしよう」と自分を客観的に見て、「余裕」「呼吸」を意識できるようになります。これが大事なのです。意識する習慣ができれば、自然に余裕ある朝を過ごせるし、夜は何時に寝ればいいか、そのためには何時にお風呂に入ればいいか、食事は……と、逆算して一日のリズムを整えられるようになるのです。

歯磨きなら、急いでもせいぜい30秒しか変わりませんから、ぜひ実行してみてください。呼吸が安定して、ものごとを冷静に考えられる本来の自分が戻ってきます。

朝、自律神経を乱したまま家を飛び出すようだと、極めて不安定な一日をスタートさせることになり、不安定な状態が続き、調子の出ない一日となってしまいます。

歯を磨いた後は鏡に向かって笑顔をつくりましょう。185ページで触れますが、口角を上げて笑顔をつくれば副交感神経が活性化され、気持ちはさらに落ち着きます。

ジムに行かなくても脚と血管の老化を防げる

運動不足は現代人のテーマです。

仕事、勉強、療養、介護などがあるとどうしても後回しになり、休日や余裕があるときにまとめてやるとか、やる気になっているときはやるけど続かないというケースが多いのではないでしょうか。ジムに入会して、「週2回は必ず行く」と決めて実行できる人はともかく、それが難しいから運動不足の人が多いわけですから、別の発想が必要です。

ではどうするか。

私はふだんの生活の中で体を動かしています。

・電車では決して座らない

・3階までなら、エスカレーター、エレベーターではなく階段を使う
・1駅前で降りて歩く
・ランチは、いつもより少し遠くまで行ってみる

どれも特に変わったことではありませんが、確実に運動量を増やしてくれます。ふだん1日5千歩しか歩いていなかった人も、これで7千歩くらいにはなります。慣れてくると、電車で座ると腹筋や背筋が弱まりそうで、座りたくなくなります。

「人は脚と血管から老化する」といわれますが、その通りです。高い費用をかけて、無理に時間を捻出してジムに行くより、自分の大切な脚を、もっとふだんから使ってあげましょう。

歩くと、階段を使いたくなります。また、脚の筋肉を使うことによって、全身に血液がめぐります。忙しい毎日に運動を取り入れるには、これが最高です。お金もかかりません。

過激なトレーニングをする人がいますが、トータルパワーを高めるどころか、かえ

って危険です。流行りのランニングなどの有酸素運動も、頑張りすぎると早くて浅い呼吸になりすぎ、酸素が不足して無酸素運動になってしまいます。

私自身、今は激しいスポーツはしていませんが、右にあげた習慣を続けているおかげですこぶる健康です。

特別な費用や時間をかけなくても、ちょっとした工夫でトータルパワーは上げられます。その工夫をあれこれ考える人こそ、「トータルパワーの達人」とでもいうべき体を自分のものにできるのです。

このほかにも、ご自身のライフスタイルに合った、無理のない、しかも楽しくできる運動習慣があるかもしれません。ぜひトライしてみてください。

ランチの後、眠くならない食べ方がある

とくにデスクワークで座りっぱなしの人にとって、昼食の1〜2時間後は「魔の時間帯」ではないでしょうか？　睡魔に襲われ、効率、集中力が下がる。コーヒーやガムもさほど効かず、トイレに行って顔を洗ったり、オフィスを少し歩いても、すぐまた眠気が戻ってくる。やっかいなことこの上ありません。

私は外科医ですので、午後のオペ中に睡魔に襲われたら、患者さんの命に関わります。眠くならない食事の方法を、外科医になる前に必死に考えました。そして、自律神経のしくみに注目したところ、解決できたのです。

それにしても、なぜ昼食後は、あんなに眠いのでしょう？

「消化に血液が使われて、脳に行かなくなるから」とお思いの方は、ご自分の体をよくご存知の方だと思います。しかしそれでは答として不十分で、さらに奥があります。

答は、「交感・副交感神経が急に、大幅に上昇・下降するから」です。

食事の前は、仕事中ですから、交感神経がやや優位の状態です。副交感神経は下がっています。食事が始まると、咀嚼《そしゃく》により交感神経が上がります（早食いの人は、より急激に上がります）。しばらくして胃腸が消化を始め、副交感神経が急激に上がります（早食いだと、急に大量の食物が胃腸に送りこまれるので、より急激に上がります）。消化が始まる頃、食事（咀嚼）は終わっていますから、交感神経は急激に下がります。

食事のスタートからジェットコースターのように急上昇した交感神経が、食べ終わった瞬間に急激に急降下する。その急降下と同時に、副交感神経が急上昇を始めるのです。この「急激・大幅な上下」が、あの猛烈な、何をしても無駄なほどの眠気の真犯人だったのです。

真犯人がわかれば、対策はとれます。たった2つで、解決できます。

①食前に300～500ccの水を飲む（一気にではなく、ゆっくり）
②腹8分目の量を、早食いせず、よく噛んで、ゆっくり時間をかけて食べる

水を飲むことで胃腸が刺激されて活動を始め（「胃結腸反射が誘発される」と言います）、副交感神経が上昇を始めます。ジェットコースターでいえば、地面すれすれから一気に急上昇していたのをやめて、あらかじめ地上20メートルくらいまで上がっておく、というイメージですね。

ゆっくり食事をすることで、交感神経も急激にではなく、ゆっくり上がり始めます。早食い自慢の人は、定食を5分で食べてしまいます。これまで5分で急上昇させていたのを、15分かけてゆっくり味わって食べれば、それだけ上昇カーブの角度はなだらかにできるのです。

また、早食いだと、胃腸にとってみれば、急に大量の食物が送りこまれてくるわけで、消化吸収のために副交感神経がより激しく急上昇します。ゆっくり食べると、この上昇カーブもなだらかにできるというわけです。

さらに、早食いの人は、よく見るとほとんど噛んでいません。これでは胃腸は「食物をやわらかくする」という、本来は咀嚼の仕事までやらされることになり、より大量の血液が必要になります。副交感神経はより急激に上昇し、上がりっぱなしという状態になってしまい、脳への血流はその分減ります。

満腹まで食べてしまうのが良くないのは、もうお察しだと思います。消化呼吸に大量の血液が使われ、脳の血流が不足します。

「昼食後に頭がボーッとして仕事に集中できない」のは、やる気の問題ではありません。自律神経の乱れと、脳の血流不足が原因です。かといって食事がいけないのではないし、食べてはいけないわけではもちろんありません。「食べ方」が原因だったのです。

2つの「食べ方」を守れば、あの厄介だった睡魔に負けることもなくなります。とはいえ消化に血液は動員されていますから、この時間帯に、午前中よりも低い集中力でできるメールチェックや比較的単純な作業などをやってしまいましょう。

午後の「5分ストレッチ」でうっ血を解消

よく眠って目覚めもスッキリ。余裕のある朝のスタートをして午前中は快調な滑り出し。でも午後になると、特に食後に眠くならなくても、ペースが落ちる。疲れてきて、テンションも落ちてくる――多くの方の実感ではないでしょうか。

特にパソコンや車の運転、同じ場所での立ち仕事など、あまり動かず同じ姿勢を長時間続ける方は、疲れてくるのは当然といえます。「うっ血」に近い状態になっている危険性があるからです。

昼食後は、消化吸収のために副交感神経が優位になります。これは血管が開いたままになっているということです。血流は、血管が収縮と弛緩をくり返すことによってすみずみまで行き渡ります。開きっぱなしならいいというわけではありません。開きっぱなしだと、血液の滞り、つまりうっ血の危険性が高まるのです。

でも大丈夫。簡単な対策で解決できます。

同じ姿勢が続きがちな人は、午後に「ストレッチタイム」を設けましょう。パフォーマンスは見違えるように向上するはずです。ぜひ次の4つをやってみてください。

①体の横をのばす

（両腕を上げて、脇腹を左右交互に伸ばす）

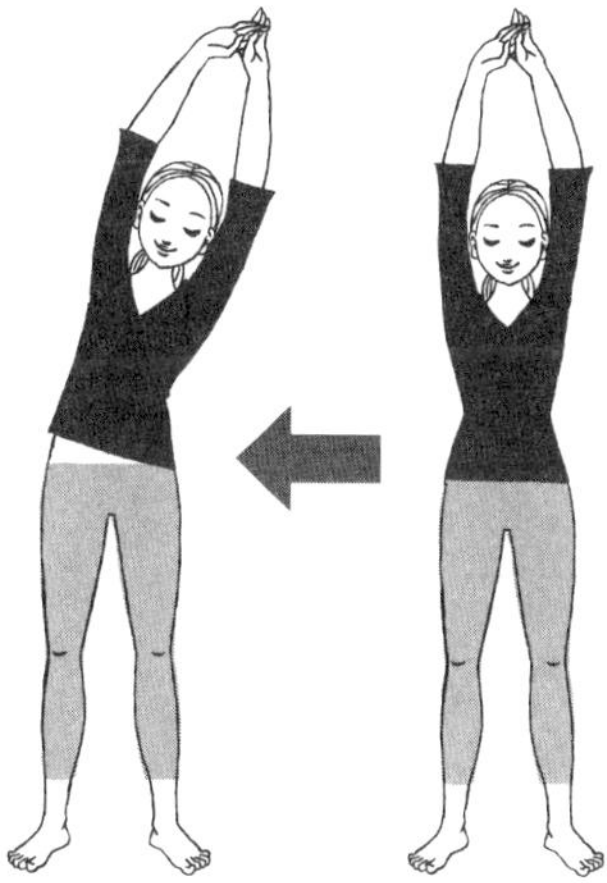

②腕を引っ張る

（右手を前に出し、左手で右手の指先をつかんで左側に引き寄せる。反対側も同様に）

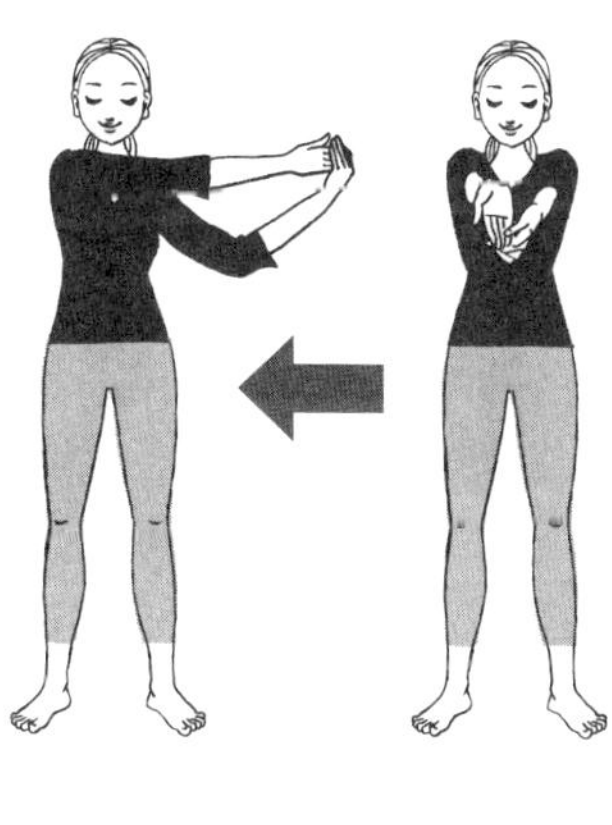

③手首を回す

（左腕を胸の前に伸ばし、肘《ひじ》を直角に曲げる。左ひじの外側から右手を添え肘を固定し、左手首を回す。反対側も同様に）

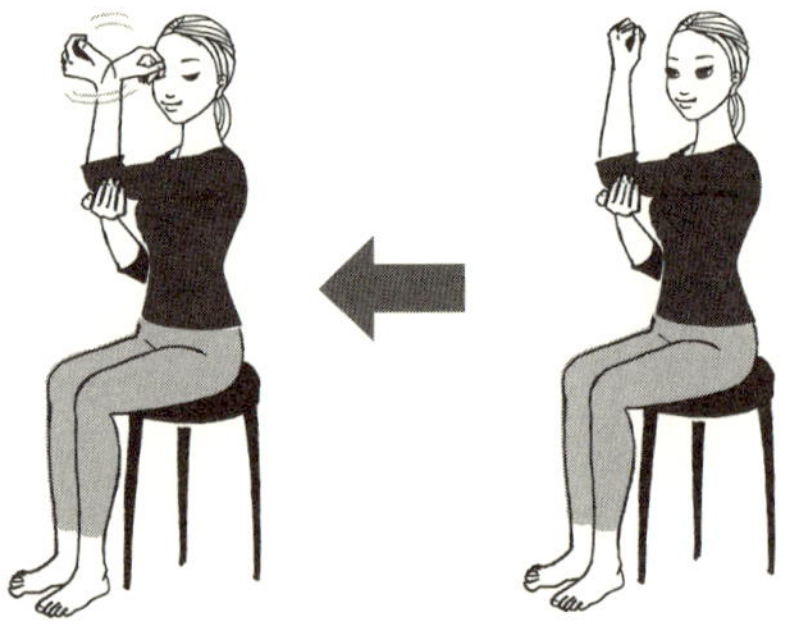

④足首を回す

（椅子に腰かけ、右足を膝《ひざ》に乗せ、左手で右足首を回す。反対側も同様に）

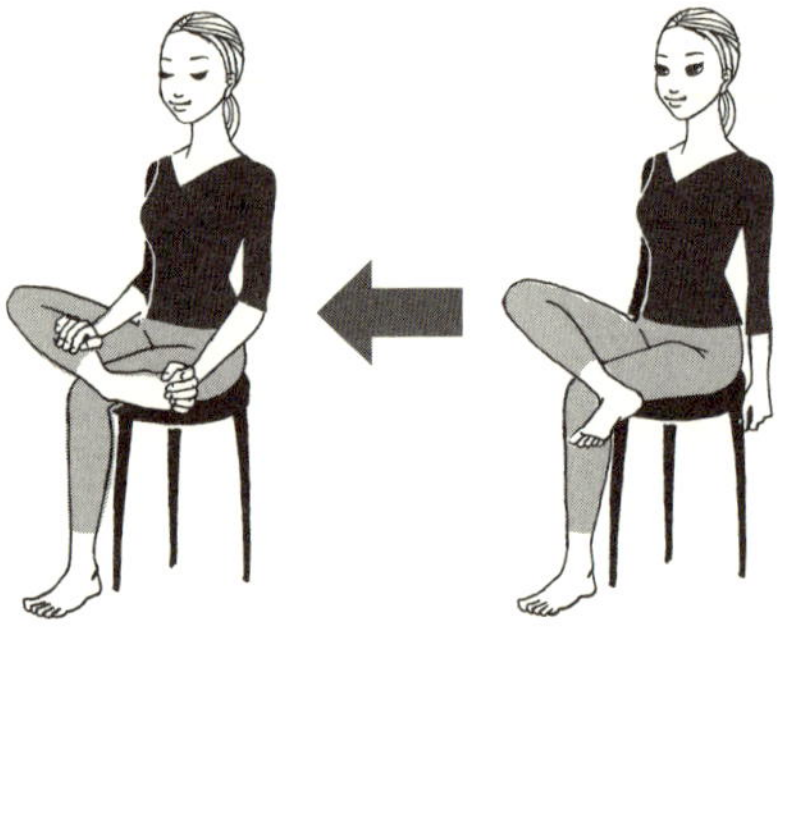

「たったこれだけでいいの?」と思うかもしれませんが、このストレッチで、自律神経のバランスが整うだけでなく、トータルパワーを上げるトレーニングにもなるのです。

プロのアスリートには、このストレッチを10分間かけてやることをすすめていますが、**アスリートでなければ、各1分強、合計で5分やれば十分です。**

少なくとも午後に1回、できれば1時間半に1回、このストレッチをしてみてください。効果は絶大です。

「コーヒーでリラックス」という誤解

意外かもしれませんが、日本はコーヒーの消費量が、アメリカ、ブラジル、ドイツに次いで第4位と、世界でも有数のコーヒー消費国です。

皆さんはどんなときにコーヒーを飲むでしょう？

「眠気覚まし」という人も、仕事の合間や、落ち着いた時間など、「リラックスのために」という人も少なくないでしょう。

医学的見地からいえば、「コーヒーにリラックス効果がある」という考え方は的外れということになります。

コーヒーに含まれるカフェインは、交感神経の働きを高めて、一時的に体を興奮状態にさせるため「コーヒーを飲んでリラックスした」ということにはなりません。しかし、ストレスやプレッシャーがかかったときなど、カフェインにより交感神経が高まり、「よし、やろう！」と気持ちの切り替えに役立つこともあります。

つまり、**「リラックス」というより「リフレッシュ」の効果は期待できます。**

注意したいのは、飲みすぎと、飲む時間帯です。

まず「量」ですが、適量であれば眠気覚ましやリフレッシュ、ストレス解消に効果的ですが、コーヒー好きはえてして一日に5杯も6杯も飲みますね。たしかにとてもおいしいのですが、これは飲みすぎです。極端な人になると、常にコーヒーが手元にある「チェーン・コーヒー飲み」とでもいうべき状態ですが、体に良いはずがありません。

個人差がありますが、**多くても1日3杯くらいにしておきましょう。**

次に「時間帯」ですが、夜に飲みすぎたり寝る前に飲むと、交感神経が高まったままになり、眠れなくなるので要注意です。

とはいっても、自律神経のバランスを整えるためには、ストイックになりすぎるのは得策ではありません。残業中、目を覚ましたいときなど、飲むなら適量を、なるべく早い時間帯に飲むようにしましょう。

ダイエットにも良い間食の条件

「間食イコール太る」、というイメージをお持ちではありませんか？

もちろん食べすぎはいけませんが、間食は「悪」ではありません。

もちろん、前提があります。**朝、昼、夜それぞれ、1回に食べる食事の量は、腹5分目から7分目に抑える。これが「間食OK」の前提です。**

間食のあるなしを別にしても、1回あたりの食事量を、このくらいに抑えると自律神経力《トータルパワー》を上げることにつながります。「それでは次の食事までもたない」という人は、何がなんでもガマンするというのではなく、少しだけ間食をして「腹の虫」を抑えたほうがいいでしょう。

適度な間食は、気持ちが落ち着くし、ダイエットにもいいのです。

なぜダイエットにもいいかというと、適度な間食は、胃腸をはじめ消化管を活性化して副交感神経を高めるので、気持ちがリラックスするからです。空腹を無理にガマンしていると、後から強い食欲がわき、食べすぎてしまうわけです。「ガマンのあとの大食い」をすると、胃に大量の食物が入ったとたんに急激に腸が動きだして、副交感神経が急上昇します。先ほどお話しした「自律神経の急激な上昇・下降」によって、耐え難い睡魔と闘うことになってしまいます。

間食をするにしても、**満足するまで食べたり、糖質をとりすぎるのは禁物です。ナッツ類やフルーツなどを適度に口にし、次の食事まで空腹感を感じなくてすむようにしていれば、空腹によるイライラもなく、パフォーマンスの低下やダイエットの失敗もなくなります。**

お腹がすいてしまってから買い物に行くと、私たちはついつい高カロリーなものをたくさん買いすぎてしまいます。「私は間食をとったほうがいいな」と思った方は、「お気に入りの間食メニュー」を、お腹がすく前にストックしておくといいでしょう。

入浴は「42度・30分」では熱すぎ・長すぎ

お風呂の入り方は、人によってじつにさまざまですね。

「熱いお湯に5分」という人もいれば、「38度で30分」、長い人になると1時間という猛者《もさ》（?）もいます。本当に良いのはどんなスタイルでしょう?

私がおすすめしているポイントは、次の3つです。

①お湯の温度は、39〜40度

バスルームのパネルには、推奨温度が「42度」となっているケースが多いのではないでしょうか。たしかに、人里離れた「秘湯」などへ行くと、42度くらいの熱めのところが多いようです。

しかし医学的に見ると、42度は熱すぎです。交感神経を急激に上げてしまい、血管

が収縮して血流が悪くなるからです。お風呂で血流を悪くしているのでは、本末転倒ですね。

さらに、42度だと腸の温度も急激に上がり、自律神経バランスが乱れます。いかにも「お風呂で温まった」という手ごたえのある温度ですが、とても危険なのです。温泉や銭湯で倒れる人がいますが、多くは、熱すぎるお湯に入って血管が急に収縮したことが原因です。

②入浴時間は15分

実際に湯船に浸かっている時間です。洗い場にいる時間は含みません。

15分のうち、「最初の5分は首まで浸かる全身浴、残りの10分はみぞおちぐらいまで浸かる半身浴」がいいでしょう。

③お風呂から出たら、コップ1杯の水を飲む

脱水症状を防ぎ、老廃物を排出させる効果があります（寝る前のトイレも、お忘れなく）。

①〜③を満たす入浴法だと、血流が良くなり、腸内温度も上がりすぎずに、体の深部体温を、38・5〜39度という適温に保つことができます。自律神経も整い、気持ちよく眠りにつくことができます。

入浴は、汗を流し、体を清潔に保つだけでなく、一日の終わりに、滞った血流を改善する効果が非常に大きいのです。理にかなった快適な入浴が、心身の調子を整えてくれます。

コーヒーより高い「シャワーの目覚め効果」

一日の終わりにお風呂に入ると、体が温まることによって副交感神経が適度に上がり、血流が良くなり、体内の老廃物をスムーズに排出できるようになります。

こう言われると、「シャワーじゃ効果がない？」と思われるかもしれません。たしかに、冒頭の効果はお風呂ならではで、シャワーでは遠く及びません。

しかし、シャワーを全否定する必要はありません。違う効果があるのです。

それは、「リフレッシュ効果」です。

シャワーの一番の効果は、肌にお湯の刺激を与えることで、交感神経が活性化されることです。「朝のシャワーは、コーヒーより『目覚め効果』が高い」と言われます。

ご経験の方も多いでしょう。朝、シャキッとしないときや、少し気分を変えてみたいとき、あるいは気持ちが落ち込んだときなどは、シャワーは非常に効果的です。

自律神経のバランスとトータルパワーを考えるとき、間違えてはいけないのは、「常にゆるゆるとリラックスした副交感神経優位の状態を保つのではなく、活動的な気分を向上させる交感神経とのバランスが保たれていることが大事」という点です。

睡眠や休息は足りているのになぜかシャキッとしない、やる気がでないというときは、多くの場合、副交感神経が優位になっているので、強制的に交感神経を刺激して、眠ったやる気を起こしたほうがいいのです。

その最も効果的な方法がシャワーなのです。

交感神経を効果的に上げるシャワーの浴び方には、順序があります。

いきなり熱いシャワーを浴びるのではなく、最初はぬるめから体を慣らして、徐々に温度を上げていきます。こうすることで、交感・副交感神経のバランスもスムーズに整うし、後で体が急激に冷えてしまうこともなくなります。

そのときの心身の状態に合わせて、シャワーを上手に活用すれば、自律神経力《トータルパワー》は確実に高くなっていきます。

服、持ち物……乱す要素は前夜につぶす

朝、着ていく服が決まらない。来客があるからきちんとしたシャツにしたいけど、合わせるパンツは……クリーニングに出しちゃってた……しょうがないから別のにしようと思って見たら、とてもアイロンなしではけない状態。しかたなくまた別のをはいてみたけど靴と全然合わない。こんな格好で行きたくないけど時間がないから出発。しかし駅の鏡に映る姿がなんとも冴えず、朝から今日はダメな気がしてくる……。

服は心身に影響します。些細なことに思えるかもしれませんが、焦っているだけでも自律神経は乱れるうえに、冴えないと自分で思っている服装で一日いるのは、乱れる引き金になります。特に女性にその傾向が顕著です。

一度乱れた自律神経はなかなか元に戻りません。ちょっと「イラッ」としただけで、約2時間は戻らないのです。

自律神経力《トータルパワー》を上げるには、大事な一日の始まりを乱す「不安要素」をつぶしておきましょう。前夜のうちに準備しておくのです。明日はどこに行き、誰と会い、どんな一日になるのか。TPOにふさわしく、自分を上手に演出できるコーディネートは？暑さ寒さ、雨は大丈夫か。羽織るものがあったほうがいいか。汗をかくから替えのインナーを持っておこうか、など考えておきましょう。

朝、ここまでしっかり考えて準備するのは大変です。前夜だからこそ余裕を持って適切に翌日をシミュレーションでき、より良いコーディネートができるのです。

さらに、財布、パスケース、時計、携帯、カギ、手帳などの小物も、前夜のうちに1カ所にまとめておけば、寝坊しても、駅まで行く途中で忘れ物に気づいて走って取りに帰る、といった自律神経が乱れに乱れるリスクもつぶせます。

私は朝5時半に起きて、6時半には大学の研究室に到着します。服は前夜に決め、持ち物も一カ所にまとめているので、流れ作業のようにパパッと家を出られます。以前は朝、荷物をそろえていたので忘れ物がしょっちゅうでしたが、今はほとんどありません。朝の余裕がいかに一日のパフォーマンスに好影響を与えるか実感しています。

寝つきが良くなる2つの方法

夜、ベッドに入ってもなかなか眠れない
――原因は、副交感神経が睡眠に適した状態まで上がっておらず、まだ交感神経が優位で、心身が緊張していることです。
解決するために、2つのアプローチから考えましょう。

まず、「不安」を取り除きます。心配ごとがあるとき、私たちはリラックスできません。不安は交感神経を上げるからです。だからこれを除く。お察しの通り、「翌日の服を決めておく」のと同じ発想です。
たとえば、明日はいつもより1時間早く起きなければいけないとしたら、目ざましは念を入れて3つセットしておきます。心のどこかに「寝坊したらどうしよう」というのがあると、リラックスできず、眠れても浅いものになりがちです。

明日の仕事で心配ごとがあって眠れない場合は、いっそのこと「10分だけ考えよう」と時間を決めて、何が心配か、何をすれば良いかを書き出しましょう。気持ちがすっきりすれば、リラックスしやすくなります。

人間関係のストレスも同じです。「あの人に言われた一言」がひっかかって眠りにさし障ることは、私にも以前はよくありました。こういうときも、「自分に落ち度があったならどう改めるか。ないなら、なぜ気になるか。自分にできることは何で、自分にコントロールできないことは何か。できないことなら考えても仕方ない。できることをしっかりやっていこう」

など、モヤモヤを整理して紙に書き出してしまいましょう。

2つめのアプローチとして効果的なのが、「眠る環境を整えること」です。

特に、アロマはおすすめです。これを機に、男性も始めてみてはいかがでしょうか。

心地よいアロマオイルの香りは自律神経を刺激して、リラックス効果をもたらして

くれます。

一口にアロマオイルといっても、香りと効能はアロマオイルを精製している成分によって異なります。

たとえば、「イランイラン」と「ローズマリー」。どちらも人気ですが、イランイランは甘くてまったりとした香りなのに対し、ローズマリーは刺激的でノレッシュな香りが特徴です。ローズマリーは、集中力を高めたいときに活用されるアロマで、学習塾などでも、教室にローズマリーの香りを漂わせているところがあります。

寝つきが悪いときにローズマリーを選んでしまうと、さらに交感神経を際立たせることになり逆効果です。

それぞれの効能をしっかり確認することが大事です。

休日の寝だめは「寝疲れ」のもと

診察のさいなど、

「平日は5時間しか寝られないから、土日に9時間ずつ寝だめしてます」

と言う人がいますが、残念ながら逆効果です。

日曜の朝に寝すぎてしまい、起きてもだるくて、ダラダラしてるうちに「サザエさん」が終わってしまった……そんな経験をしたことはないでしょうか。

これは、ふだんより多く寝ることによって、自律神経のリズムが狂って、かえって疲労感が残ってしまう「寝疲れ」です。

自律神経のバランスを整えるための大事なキーワードは「リズム」です。リズムを一定に保つためには、毎日一定の睡眠時間を確保することが基本になります。

ご存知のように、睡眠中は、「ノンレム睡眠」と「レム睡眠」が1時間半おきに交互に訪れます。理想的な睡眠時間は、「ノンレム睡眠＋レム睡眠」の1セットの倍数。つまり、6時間くらいの睡眠がベストで、長くても7時間半くらいまでがいいところでしょう。9時間ではさすがに寝すぎです。

日ごろ寝不足が続いていても、長すぎる睡眠は、かえって体に疲れを蓄積させるだけで、睡眠不足が解消されたり、すっきりと冴えた一日を過ごすことはできません。リズムがくずれることが、疲労の原因になってしまうからです。

特に用事がない休日も、「ああ、もう少し寝たいな」という誘惑を振り切ってベッドから抜け出して、朝の光を浴び、朝食をとって活動的な一日を過ごし、夜は早く寝る。こうすれば、自律神経のリズムは安定して、自律神経力《トータルパワー》の高い毎日を送ることができるはずです。

翌日に残らないお酒の飲み方

お酒は、適量を楽しく飲むなら、体だけでなく心の緊張もほぐし、ストレスを発散させるのにかなり効果があります。

ご存知のように、飲みすぎ、二日酔い、悪酔いをいかに避けるかがポイントです。飲みすぎないのが一番なのは言うまでもありません。

さらに、翌日の体調に響かせないための飲み方もぜひ覚えておいてください。

ひとつは、**「酒を飲む前にコップ1杯の水を飲み、酒の合間にも、酒1杯に対して水1杯の割合で水を飲む」**ということです。いわゆるチェイサーです。これはウイスキーや焼酎に限らず、ビールやワイン、サワーでも同じです。**酒を飲んだら、常に水を飲んでアルコール濃度を中和して、自律神経への影響を軽減させることが目的です。**

また、これもご存知のように、すきっ腹に酒は良くありません。**つまみで特におす**

すめなのは、枝豆や海藻類、豆腐などといった「水溶性の食物繊維を含むもの」です。代謝を促すので効果的です。

飲んだ後の「シメのラーメン」がやめられない人もいますが、良くない習慣です。といっても、食べ方を間違えなければＯＫです。食事をした後の約3時間は、腸が消化のために活発に動き、副交感神経が優位になります。いわば「腸のゴールデンタイム」です。この時間帯に寝てしまうと、腸の消化機能が落ちるので、食べた物がうまく消化されず、脂肪として体内に蓄積されてしまいます。「食べてすぐ寝ると牛になる」といわれる理由です。

夕食は、「寝る3時間前」までには済ませるように習慣づけたいものです。残業や会合で帰宅が遅くなる場合、できれば食後3時間は寝ないほうがいいでしょう。また、食事が遅くなる場合や、翌朝早いなど、いつもより早く寝ないといけない場合は、夕食の量をいつもの5～6割など、少なめにするのが得策です。

こう考えてくると、大酒を飲み、つまみを十分食べたあとの「シメのラーメン→帰宅してすぐバタンキュー」が、いかに無謀な行為かおわかりいただけると思います。

二日酔いにはいつもの2倍水を飲む

二日酔いで、「もう二度とこんな飲み方はしない」と後悔するだけで一日が終わってしまった、ということはありませんか？

深酒を「ストレスの発散」「コミュニケーションに欠かせない」と考えている人もいるかもしれませんが、飲みすぎは睡眠不足と同じくらい自律神経のバランスを乱す、ぜひ改めたい習慣です。しかし「酒は百薬の長」とも言いますね。

ではどういう状態になると悪いでしょうか。

まず、アルコールと体の関係から説明しましょう。

アルコールを摂取しすぎると、肝臓で分解しきれなかったアルコールが長時間体内に残ります。そもそもアルコールは興奮剤なので、飲みすぎると交感神経を必要以上に刺激し、副交感神経を低下させます。**お酒を飲んで気持ちよくなったり、眠くなっ**

たりする人がいますが、これは副交感神経が高くなっているのではなく、アルコールに交感神経が刺激され続けて麻痺《まひ》した状態になってしまっているのです。

その上さらにお酒を飲み続けると、ずっと体内にアルコールが残ることとなり、血管の収縮も長く続くことになります。この間、体内では、アルコールを分解したり、解毒しようとして水分が使われ続けるため、体はどんどん渇いていきます。

二日酔いは一種の脱水症状なのです。朝になって喉《のど》が渇くのはこのためです。

私が「毎朝コップ1杯の水を飲む」ことをおすすめしているのは、胃腸に刺激を与えて活性化させ、副交感神経を上げ、自律神経を安定させる効果が大きいからです。二日酔いは脱水症状ですから、ふだんの2倍程度の水を飲みましょう。

また、「お湯シャワー」も効果的です。お湯の刺激により副交感神経が活性化されていきます。前にも触れましたが、最初はぬるめから始めて、次第に温度を上げていくと、徐々に自律神経のバランスが整っていきます。

お酒を楽しみながら、自律神経も整えられる。ここまでくれば、自律神経力《トータルパワー》はかなり上がってきているといえるでしょう。

健康診断は忙しい人ほど必ず受ける

会社勤めをされている方は、年に1度は定期健診があると思います。そこで大きな病気が見つかり事なきを得たという人も少なくありません。

ところが、自営業やフリーで仕事をされている人の中には「もう何年も健診を受けていない」という人がたくさんいます。理由は「忙しい」「どこも悪くないから」がほとんどです。いずれにしても「自分は病気にならない」と思っている、あるいは思い込もうとしているふしがあります。

ところがそういう方に限って、症状が進んでから病院に駆け込んできて、「実は以前から体調が優れなくて……」と言います。健診を受けていれば、と後悔するばかりです。

病気になる前に、体は必ず信号を発しているはずです。疲れやすくなった、一日じゆうだるい、頭痛、肩こり、手足の冷え、便秘や下痢など、すべて病気の予兆と考えて間違いありません。体は理由があるから悲鳴を上げているわけで、放っておけば必ず発症するのです。それを未然に防ぐのが定期健診です。忙しさや勝手な思い込みで定期健診を先延ばしにしていると、取り返しのつかないことになりかねません。

現代では、あらゆる局面でストレスやプレッシャーがかかりやすく、意識せずに暮らしているだけでは、自律神経の安定が保ちにくくなっています。副交感神経の働きが低下すれば、リンパ球が減少して免疫力も下がります。それに伴い感染症にもかかりやすくなり、さまざまな病気を発症する危険性が高まります。

どこか調子がわるい、という状態が2週間続いたら、迷わず医師に相談してください。

私を頼ってくださる方には、一流の経営者の方もいらっしゃいます。誰よりも多忙なのに、ちょっと気になることがあるとすぐに相談に見えます。その健康管理への意識の高さとフットワーク、時間管理のうまさを、私は尊敬しています。

30代でも脳梗塞《こうそく》、心筋梗塞など、重篤な病気になりかねない時代です。

健康を過信せず、いつも、

「体、大丈夫かな?」

「バランス、くずれてない?」

と意識しながら過ごす。それが質の高い人生を送れる方の最大の共通点だと、日々の診察をしながら痛感しています。

3章

1日を「自律神経のリズム」に合わせると、どんどん調子が良くなります

――②朝起きてから寝るまで、
「時間の使い方」を見直す――

時間をコントロールできれば自律神経をコントロールできる① 午前中

2章の冒頭で、「自律神経のトータルパワーを高めるには『心』ではなく『体』を鍛えることが大切。体と同時に『技』も身につけていけば良い」とお話ししました。

ここからは、「技」についてご説明していきましょう。

私が考える「技」とは、具体的に何のことかというと、

①「時間の使い方」
②「他人、疲れ、ストレス、プレッシャー、気候などに乱されない方法」
③「自律神経を安定させる考え方」

の3つです。

この章では、「技」の3本柱の一つ、「時間の使い方」について述べていきます。

結論からいえば、「体」がしっかりしているという前提の上での話ですが、**「時間をコントロールできれば、自律神経をコントロールできる」**と私は考えています。自分で自由には動かせない自律神経をコントロールできるようになるほど、「時間」は私たちの人生の質を左右するうえで決定的なカギを握っているのです。

抽象的でわかりにくかったかもしれません。

まず、自律神経と「時間」は切っても切り離せない関係にある、ということからお話ししましょう。

自律神経は一日中、同じレベルにあるわけではありません。「日内変動」があります。

ふつう、朝起きたときから交感神経が上がり始め、お昼を過ぎたあたりから副交感神経がどんどん上がっていきます。そして夜、副交感神経が最も高い状態で睡眠に入ります。

私たちの自律神経は、こういう「一日のリズム」を持っているのです。交感神経が活発な時間帯もあれば、その逆もあるのです。

したがって、その時間帯にふさわしい仕事や予定を当てはめていけば、体のしくみにかなっているので、無理なく自然に、今までよりも高い成果を出せるのです。

仕事を例にとれば、斬新なアイディアを考え出すとか、難しい分析をするとか、ハードルの高い交渉ごとをするといった、より高いパフォーマンスが求められる仕事は、交感神経が高くなっている午前中にするといいでしょう。提出期限の迫った書類の作成なども、午前中のほうが生産性が上がります。

この時間帯にルーティンワークなどをするのは、あまりにもったいないことなのです。

時間をコントロールできれば自律神経をコントロールできる②　午後

メールチェックやルーティンな事務処理、会議の資料作成など、さほど難度が高くない仕事は、副交感神経が上がってくる「午後」にするのが得策です。ミスがないように落ち着いて、焦らず作業しやすいのも、この時間帯にするメリットです。

――いかがでしょう。前の項でお話しした「午前中」と、「午後」を、全く逆にしていた」という方も多いかもしれません。

朝は、届いていたメールや電話への対応、上司への報告などで始まり、会議に出たり資料の準備をし、関係部署の担当者と打ち合わせ、談笑したりするうちにお昼になる。午後は食後で少し眠くなってあまり能率が上がらず、会議では居眠りすることも。ようやくエンジンがかかってくる夕方から、ハードルの高い仕事に立ち向かうものの、すでにだいぶ疲れていて思ったように進まず、今日も残業……。

残念ですが、これは自律神経のメカニズムと正反対の時間の使い方です。

一流の人には朝が早い人が多いといわれますが、事実その通りです（もちろん例外もあります）。それは、ご本人は無意識でも、交感神経が上がってくる朝・午前中に、最も質の高いアウトプットができると、経験として知っているからだろうと私は考えています。午後や夜ではなかなか出てこない、新しいアイディアが出せたとか、複雑な問題への分析や解決の方法を考えられた、といった経験から学んでいるのでしょう。

私たち外科医もみな朝は非常に早く、私は6時半には大学の研究室に入る生活を続けています。

まず30分、今日一日の優先順位を確認したり、より質を上げるための工夫を考えながら研究室の片づけをします（101ページ参照）。この30分が良い「助走」になり、交感神経をうまく上げ、バランスを整えてくれます。30分たった頃には、デスクもきれいに片づき、仕事の準備も整い、パソコンも温まって、エンジン全開でスタートダッシュができます。

交感神経は、お昼を過ぎると下がってきます。それまでにいかに質の高い時間を確

保するか。そう考えると、夜更かしをして朝ギリギリで出社し、いつの間にかお昼、というのではあまりにもったいない。

午前中の時間を長く活用するために、朝、今までより1時間早く起きるだけでも、人生の質はぐっと上がると思います。

「ひとりサマータイム」のすごい効果

どんな人にも、一日は24時間です。

先にお話ししましたが、自律神経の日内変動に合わせて、どれだけ「午前中に」質の高い活動ができるかが、一日の成果に決定的なウェイトを占めます。

そのための一番手っ取り早い方法が「早起き」です。

1時間、早起きするだけで一日はガラリと変わります。

もちろん、急にでなくてかまいません。急に起床時間を変えると、自律神経のリズムが狂いますから、段階的に早くしましょう。1日10分ずつでも、1週間足らずで1時間早くできます。

いわば「ひとりサマータイム」です。意図的に午前中の時間を増やして、「前倒し」していくことができれば、慢性的な時間不足も着実に解消されていくのです。

前倒しで片づいていけば、焦りもなくなり、自律神経のバランスも整ってきます。血流も良くなり、持てる力をより発揮できるようになります。その結果、ミスも減り、より良いバランスを維持しやすくなります。

ただし、早起きするために睡眠時間を削ってはいけません。睡眠不足は自律神経のバランスを大きく乱します。

急な早起きは避け、少しずつシフトしていくことにしましょう。そのときも、ベッドに入る時間はそのまま、起きる時間だけ早めるのではなく、就寝時間も早めるのをお忘れなく。睡眠時間は、個人差がありますが、6~7時間は取りたいところです。短いと自律神経が安定しません。特に、夜更かしをするとなかなか副交感神経が上がりません。この状態で翌朝無理に早起きすると、さらに乱れることになるのでご注意ください。

もうひとつ、朝をより充実させるポイントは、**「朝すべきことを、前夜のうちに決**

めておく」ことです。朝になってから考えるのでは無駄が多く、質も下がるのです。

決めていないと、せっかく早起きしても「さて、何からやらなきゃいけないんだっけ」と、すでに焦った心理状態になりがちです。

焦りや不安はバランスにマイナスです。また朝の、頭はまだシャキッとしていないけど慌ただしい状態で考えても、やりたくないことや、難しそうなことは、優先順位が高いとわかっていてもついつい後回しにしたくなるものです。これは後々、時間に追われて焦りまくる状態を招きます。

しかし、前夜に落ち着いて考えれば、焦りや不安をかなりの部分やわらげることができます。ハードルの高い仕事があっても、夜なら、「今すぐやるわけではなく、いったん寝てから明日やればいい」という気楽さから、冷静に、より良い方法を考え、やるべきことをリストアップできる。どのくらい時間がかかるかを考え、「予備の時間」も含め、スケジュールを組める。ここまで準備しておけば、もはや朝焦る必要はありません。

ストレスになることがあっても、自分がやるべきことが決まっていれば、ずいぶん

気持ちは整理され、落ち着くものです。翌朝まで「どうしよう」と思っているよりも、はるかに良いのです。

先ほど少しお話しした私の朝の習慣である「片づけ」も、どこを片づけるか、前夜には決めておきます。朝、出勤してその場で決めるのでは、スタートダッシュが鈍ります。前日帰るとき、「明日はこの書棚を整理しよう」とか「パソコンがホコリで汚れてるので、きれいに拭こう」など、決めておくと、迷わずスムーズに、一日の活動をスタートできるのです。

まずは夜更かしを改めて、「ひとりサマータイム」の習慣を作ってしまいましょう。体も心も、仕事も人生も、確実に調子よくなっていきます。

「朝、まずメールチェック」をやめる

「会社に着いたら、まずメールチェック」という人は多いでしょう。「30分で終わらせよう」と思っていても、数が多かったり、こみ入った内容で時間がかかったりで、あっという間に昼休み……という人も少なくないはずです。

交感神経が活発に働く午前中を、メールチェックとその対応で終わらせてしまうのは、じつに惜しい。

人によって多少の違いはあるでしょうが、出社時というのは朝目覚めてから2～3時間ではないでしょうか。これは、徐々に上がり始めた交感神経がピークを迎えるタイミングでもあり、いいアイディアが生まれたり、難題を解決できる策が見つかりやすい「ゴールデン・タイム」といえるのです。

ビジネスで成功している人たちや、良い結果を残し続けているトップアスリートた

ちは、この時間を「聖域」として大事にし、最大限有効に活用するように知恵をしぼっています。「午前中は会議や電話をせず、一人でじっくり考える時間とする。部下からの報告は午後受ける」など、スタイルはさまざまです。

どうも調子がよくないという人や、なかなか成果を上げられない人は、午前中のメールチェックが悪影響を及ぼしていないか、チェックしてみましょう。「一番いい時間」をみすみすドブに捨て、効率の上がりにくい時間に「ハードルの高い課題」に取り組んでいるのかもしれません。

少し乱暴な言い方をすれば、「朝一番に対応しなくてはならないメールなどない」と私は思っています。本当に急ぐ用事なら、相手は、いつ返事がくるかわからないメールでなく、電話をかけてくるはずだからです。ただ、届いたメールを一度見てしまえば、放っておくのは心理的にも難しいでしょうから、できれば「会社に着いたらまずメール確認」をやめ、午後にすることが大事です。

それが難しい人は、朝、「件名」だけサッとチェックし、どうしてもすぐ返事すべきものだけ短時間でする。その場合も、可能なら「午後に改めてお返事します」にとどめ、午後には確実に返事をするというスタイルにするなど工夫してみてください。

私の場合は1日3回、1回20分の「メールタイム」を予定に入れ、時間内に全ての処理を終わらせる、というルールを作っています。受信したメールは3つに分けます。

①すぐに返事をすべき、緊急性の高いメール
②急ぐわけではないが、返事をする必要があるもの
③こちらから特に返事をする必要がないもの（報告、あいさつなど）

①はすぐにその場で返事します。②は、即答できる内容なら、24時間以内に返事をします。できない場合は、「確かに受信しました、その件はまた改めて」と、いったん相手に返します。①のように急ぎの場合はすぐに返事をしているという人も、意外に②は後回しになっていて、気がかりとして心にひっかかっていたり、催促されてイライラしたりということが多いのではないでしょうか。

③では落ち着かない場合は、①か②のどちらかに振り分ければよいでしょう。

ポイントは、「返事をしなきゃ」と思っている状態、つまり「気がかり」がある状態をなくすことです。気がかりは、一つひとつは小さくても、メールのようにいくつもたまるとストレスになり、焦りやイライラを生み、バランスをくずします。

やらなければいけないことがたまると、人間は処理能力が落ちてしまいます。「どうも最近調子が良くない」「気が散って集中しにくい」と思ったら、この「気がかり」がたまっていないかチェックしてみましょう。

メールは一日に何通も来ます。その全てにモレなく返事を書こうと意気込むのはよくありません。その必要もないし、先述のようにバランスをくずすからです。

全てに書くのではなく、全てを3つのフォルダに振り分け、自分で決めた対応を完了することが本当のポイントです。こうすれば対応にモレもないので、仕事はスムーズに進むし、気がかりもないのでバランスは整ったままです。

メールは音もなく静かに来るから目立ちませんが、侮《あなど》ってはいけません。うっかりすると「毎日必ずバランスをくずす原因」になってしまうのです。

「焦り、不安、余裕のなさ」で乱れる

「時間がない」と焦ることが、1日に何回くらいありますか？

誰しも時間に追われてしまうのが今の時代ですが、**「時間がない」と焦ると、交感神経がいたずらに上がりすぎ、副交感神経は下がり、呼吸が浅い状態になります。**

これは、血流が良くない状態です。

「焦り」だけではありません。たとえばあなたが上司に、時間がないから仕方なく適当にやっつけた重要な仕事について報告するとき、堂々と落ち着いてできるでしょうか？　上司から厳しい突っ込みが入ったり、ダメ出しが出たとき、余裕を持って対応できるかというと、難しいでしょう。自分でも「やっつけ仕事だから、質は低い」とわかっているので、自信などありません。

この「自信のなさ」「不安」「余裕のなさ」も、自律神経のバランスを悪くします。

こう見てくると、**はっきりと「時間がない！」と焦っているときだけでなく、慢性的に「時間がなくて、きちんとした仕事ができないな」と思ったり、「あの人から面倒なことを言われたらどうしよう」と不安に思っているときも、バランスはくずれ、呼吸や血流も良くない状態になっていることがわかります。**

かなりの長い期間にわたって、くずれているわけです。

このバランスのくずれ、血流の滞りは、体調や表情、話し方、人と接するときの態度、仕事や勉強、家事などに取り組む集中力など、あらゆる場面にマイナスの影響を与えます。

さて、では「時間がない」の反対は何でしょう。

「時間に余裕がある」ことですね。

適切な余裕があれば、不安も焦りも、「自信のなさ」もなくなります。時間の余裕は心の余裕を生みます。その人が本来持っている集中力や落ち着きを発揮してより高い成果を出せるし、人にも良い印象を与えるので、より評価され、感謝されるというプラスの循環になるのです。

「時間に余裕があること」が、いかに大事か、私も日々、痛感しています。毎日、後から後からやるべきことは無限に生まれてきます。「余裕がある状態」なんて夢のまた夢、現実離れした理想論のように感じるかもしれません。

しかし、私の尊敬する外科医やビジネスパーソン、経営者の方の共通点は、やはりこの「余裕」なのです。あきらめる前に、どうすれば少しずつでも着実に余裕が持てるか、考えていきましょう。

手帳は体調管理してくれる「最強の秘書」

皆さんは、どんな手帳をお使いでしょう？

私は毎年11月の初めに、書店でじっくり選んで3～4種類を買い、年末までの2カ月間じっくり使ってみて、来年どれを使うかを決めます。

「結局使うのはひとつなのに、なぜ毎年わざわざこんなことを？」と思われるでしょう。

ひとつの理由は、どの手帳も年々少しずつ進化しているので、実際に使ってみないとわからないからです。

もうひとつは、私は**手帳の一番の目的は、スケジュール管理ではなく体調管理**だと思っているからです。自律神経のバランスを高い状態で安定して保ち、手術などの「ここぞ」という大事な時に心身ともにベストの状態でいられるための体調管理が目的で、そのためにどうスケジュールを入れていくか（あるいは入れないか）という考え方です。

タイムマネジメントというと、体調に問題はないのが前提になっていて、自分の体を機械のように扱って効率を最大化するかのような響きがありますが、体調管理と同義語なのです。

風邪をひいて38度の熱があったり、二日酔いでボーッとした頭でベストの仕事などできるはずがありません。体調を整えるために時間をどう使うか、あるいは使わないようにするか。その最高のツールが手帳です。

最近はスマホやパソコンが手帳代わりという人も多いですが、**忙しい人ほど紙の手帳をおすすめしたいですね。**アクセスと一覧性に優るからです。キーを何度か押したりせずに、一瞬でパッと開けて、1カ月、1週間の予定が一覧でき、大きなイメージをつかめる。これは先にお話しした「心の余裕」につながり、自律神経のバランスを安定させてくれます。私の知る一流の方々も、愛用の使いこんだ手帳を肌身離さずお持ちです。

それから、「予定は、手書きできれいな字で、焦らずていねいに、ゆっくりと記入する」――これも意外に大きな効果を生むポイントです。般若心経《はんにゃしんぎょう》などの写経と同じで、バランスを整えてくれるし、その仕事に向き合う気力を充実させてくれます。

こうして使いこむと、手帳は「最強の秘書」になってくれます。自分の体調や時間の使い方、自律神経の状態まで管理してくれるパートナー。だから衝動買いしたものを1年間使うなんてできません。2カ月じっくり付き合って決めたいのです。

「オーバーワーク」にしないのが手帳の役割

「手帳に適度にスケジュールが入っているのを見るのが好き」という人も多いでしょう。気持ちはわかります。たしかに、ページを開いても「今月はほとんど予定がない」というのでは、少々さみしいかもしれません。

しかし、それが高じて、「スケジュールがない日があると不安になる」となるとちょっと問題です。自律神経に支障をきたし始めているといっていいでしょう。もし、思い当たる方がいらしたら、ちょっと考えてみてください。

そのスケジュールは、必ずその日にやらなければならないものでしょうか。どうしても断りきれない相手との約束なのでしょうか。おそらく半分以上は「それほど大事ではない予定」ではないでしょうか。

自律神経の研究を始める前、私も予定を入れすぎて余裕をなくしていました。「常に予定が入っている」のは、心身ともにストレスがかかる状態です。

人は余裕がなければ必ずつぶれてしまいます。朝起きられなくなったり、イライラして人当たりが悪くなったり、手帳に書いていたはずの約束の時間を間違えてしまったり。全て余裕のなさが原因です。余裕を奪う最たる原因が、必要以上に予定を入れて、「他人の時間」に拘束されることなのです。

かくいう私も、以前、余裕を持てずに体調をくずしかけたことがありました。理由は、人に頼まれたある仕事です。その仕事は、拘束される時間が極めて長く、時間が延びることもしょっちゅうで、先の予定が立てられず、大きなストレスとなりました。「最近、どうも良いアイディアが出ないな」と思ったとき、この仕事が原因だとわかりました。

以後、私はその仕事を断るようにしました。他人の都合に合わせて大事な時間を大幅に割かれるくらいなら、断ったほうがいいと判断したからです。

自分にとってさほど大事でない予定なら、思い切って切り捨てる勇気を持つことが大事です。**体が空《あ》いているからといって、予定を入れすぎてはいけません。**

「週に1日、予定を入れない日」を書き込む

さて、なぜ「余裕」がそんなに重要なのでしょう。

皆さんもご経験がおありだと思いますが、人は時間に追われると、「もっと効率よく、たくさんのことをこなしたい」と、時間の管理について考え始めます。優先順位をつける、無駄な時間をなくす、すきま時間を使う、人に頼めることは頼むといったことです。もちろん、これらはすべて正しいことで、私も毎日これらを工夫しています。

ただ1点だけ落とし穴があります。時間の管理について真面目に考えるあまり、何もしていない時間が無駄に思えて、予定を入れてしまう。「予定の入っていない時間」があると居心地が悪いと感じるようになってしまうのです。

その結果、予定を入れすぎたり、日々動く状況に対応できない「柔軟性のないスケジュール表」を作ってしまう。

さらに、その予定を守ることに気持ちが向かってしまい、予定通りいかないとストレスになったり、「もういいや」と全部放り出してしまったりする。

質の高い活動をするための「予定」なのに、予定が最優先になっている。本末転倒になってしまうわけです。もちろん、そうしようと思ってしているわけではないのですから、私たちの心理というのは、恐ろしいものです。

お察しの通り、予定をこなせずにストレスをためている状態というのは、イライラしたり、焦っているので、自律神経も大きく乱れています。「優先順位」など、時間管理を学んで考えたはずなのに、結果はこうなりがちなのです。

これを避けるのが、「予備の日」です。私は、「木曜日は予定を入れない日」と決めています。手帳にはピンクのマーカーで木曜の欄が囲んであり、それを見せると、皆さん「木曜が一番目立ちますね、予定は何も書いてないのに」とおっしゃいます。

一番目立つくらい、「予備の日」は大事なのです。

これは人生を成功させる極意のひとつです。

前日までにやる予定だったができなかったものは、ここで取り返せます。私の場合は緊急の手術や突然の取材依頼などが必ず出てきますが、焦らずにすむわけです。予定の変更にも対応できます。

「予備の日」がなければ全てのスケジュールがドミノ倒し的にくずれ、焦り、イライラ、怒り、不安が出ます。予定のくずれは心のくずれの引き金になりますから、予備日を設けるようにしたのです。

手帳を開いたとき、「予備の日」がパッと目に見えることが大事です。「見える」ことで、「予定に追われている」という精神状態になって呼吸が浅くなったり自律神経が乱れたりせずにすむし、心に余裕が生まれます。

忙しい人こそ、予備の日を手帳に書き込んでください。

「予備日」は、最も大事な予定と考える

大事な予定よりも大事な「予定を入れない日」の話には、もう少し続きがあります。

この日、私は何をしているかというと、3つあります。

1つは、前日までにできなかったこと（緊急の手術、取材対応など）や、翌日以降のために「前倒し」してやっておいたほうがいいことです。調整日として使うということですね。

2つめは、「戦略的にものごとを考える」です。ふだんよりも客観的な視点から、

・今やろうとしていることは、自分の行きたい方向と合っているか。ズレていないか
・今やっているよりも、もっと良い方法があるのではないか
・誰に協力を頼むと、より質の高いものになるか

・障害になりそうなのはどんなことか。どんな手を打っておけばいいか
・それらをトータルで考えると、どんな準備や勉強をしておけばいいか

――といったことを考え、戦略を練るのです。

こういうことは、「次の予定」に追われている状態では、なかなかきちんと考えにくいものです。「今日じゅうに、あと3つも大事な交渉があるのか」などと思っているときには向いていません。余裕のないときに考えようとしても、「今はとにかく締め切りに間に合わせるのが第一、本質的なことはまた次の機会に」となりがちです。

余裕があるとき、自律神経は良いバランスに整います。呼吸も深く、血流も滞りなく行き渡ります。これこそ、冷静で客観的な視野から正しい判断ができる理想的な状況です。時間に追われている状態では決してできない、質の高い判断や着想ができるのです。

「車のハンドルには〝遊び〟が必要」と言われますが、「遊び」「余裕」は、よく言われる「調整」のためだけではありません。戦略的な布石が打てる最高の時間であり、「調整のためだけ」よりもはるかに大事な意味を持っているということを、私は今でも毎

日のように感じています。

スケジュールに「余白」を作らずに時間に追われていると、自分をじっくり客観的に見つめ直すことがなかなかできません。

「時間に余裕ができたら」と思っていたら永遠にできません。だから「余白」という予定を入れるのです。これも予定のひとつと考える、いえ、最も重要な予定と考えるくらいでちょうどいい。かつて余白を入れていなかった私の実感です。

私にとって木曜は、「ゴールデン・サーズデー」なのです。皆さんは何曜日を「ゴールデン」にされますか？

1時間つづけるより「45分＋15分」

予備の日に私がしている3つめ、じつはこれが時間的には最も長いのですが、一番やりたいことをやる時間にしています。深く調べたいテーマなどがあると、この日にたっぷり時間をとります。ここで余裕を持って自分の世界を深掘りできることが、翌日からの活動の質を高めてくれます。

一見さほど重要でもなさそうに思える「遊び」「余裕」「予備」の時間が、単なる休憩時間でなくなったとき、ものごとはそれまでとは違ったレベルで動き出すはずです。

さらに、私はこの「遊び」「余裕」「予備」を、1週間単位だけでなく、1日単位でも取り入れています。だいたい夕方の5〜6時はフリーにしておいて、自分の勉強に当てます。この時間を確保したいという気持ちが、他の時間の集中力を上げてくれる効果も馬鹿にできません。

さらに、1時間単位でも「予備」「休み」は有効です。

1時間ぶっ通しではなく、45分仕事したら15分は休みましょう。その15分はただボケーッとするのではなく、前の項でお話ししたように大局的に考えたり、直前の45分の確認や反省をしたり、次の45分の準備をしたり、同僚と談笑してリフレッシュしたり、ストレッチをしたりと、意識的に使います。

それにより、次の45分がグッと生きてきます。

また、人間は締め切りがあるとより集中できますから、「この45分で、これを仕上げる」と決めるのが大事です。走り高跳びでいえば「自分にこの高さが跳べるかな。無理かもしれない。しかし跳ばなければ」というとき、充実した気力と集中力が必要になります。15分の間にリフレッシュができていて、締め切りも設定してあると、こういう力が出せるのです。「自己ベスト」を上げられるわけです。

1時間ぶっ続けでやっていると、自己ベストより高いバーを跳ぶ力が出てきません。らくらく跳べる高さをクリアする力は出せるけど、それ以上は出せない。これではいつまでも「自己ベスト」を更新できない人、ということになってしまうわけです。

「疲れるまで頑張ってから休む」では遅すぎる

いいアイディアが出てこなくてうんうん唸《うな》っていた45分の後の15分の間に、歩きながら「そうか、あのケースを参考にすればヒントがあるかもしれない」などと思いついたり、「この方法が良いと思ってやってみたけど、どうも効率が悪い。今までの作業が無駄になるけど、方向転換したほうがいいな」と気づくこともしばしばです。

これも、目の前のことから一歩引いて客観的に見られたことが幸いしているのだと思います。15分の休みを入れないと、なかなかこういう視点が出てきません。唸っているまま、無駄な時間を過ごすことになります。

人間の集中力は、1時間ももちません。無理に続けていると集中力の代わりに「怠《なま》け心」が出てきます。惰性になったり、近視眼的になったり、しなくてもいい無駄なことをするなど、質は上がりません。その結果として、ミスも起きやすくなります。

多くの方は、学生時代の授業のように強制的に休憩時間を決めたりせず、「1時間とか1時間半つづけて疲れたら休んだり、トイレに行ったり、コーヒーを淹《い》れたり、人とおしゃべりする」というスタイルだと思います。それだと、おそらく休憩の前の数十分は集中力も下がり、能率も落ちているのではないでしょうか。

夕方から夜になるにつれて、疲れも色濃くなってくると思います。私も以前はそうでした。

「長時間ぶっ通し」は、浅い呼吸で交感神経が上がり、副交感神経が下がっている時間が長すぎる状態です。血流も悪くなります。脳は大量の血流を必要としますから、これでは良い仕事にならないのです。

「休む時間がもったいないから」と60分間つづけても、実は最後の15分くらいは、たいしたことはできていないのです。

「45分＋15分」のスタイルにすると、15分の間にリフレッシュできますから、夜になってもさほど疲れません。45分間なら、まわりの音や会話が聞こえてきて気が散りそうになっても集中できます。「時間になったら休めるのだから」と思えることも、集中力を上げることに一役買ってくれます。

そして、時間になったら、「今いい感じで集中してるから、中断したくないな」と思っても、スパッと休む。こうしたほうが、無理して休まず続けるより、結果的にはよほど質の良い仕事になっているのです。

疲れは気力でなく「時間」でコントロールできる

そうはいっても疲れることはあります。真剣に活動していれば当然です。

私のある一日を例にとりましょう。午前中は研究、取材、患者さんの診察。午後2時から4時までは手術で執刀。6時半からは学会関係者とのミーティングと会食が入っています。

手術は極限まで集中力を高めるので、終了した時点ではかなり疲労しています。

4時に手術が終わったとして、6時までの間、あなたならどうしますか？

多いのは、「今日は大きな仕事をやり遂げたからのんびりしよう。無理すると疲れがたまって明日にさわる」と、同僚と談笑したり新聞を読んだり、ネットでニュースをチェックしたりといった過ごし方ではないでしょうか。しかしこれでは疲れはとれず、６時から次の仕事に向かうのは少々厳しいでしょう。

私は、「４時半までは〝お疲れモード〟でボーッとしよう。４時半になったら明日の講義の準備をする」と決めます。これだと、疲れていても、疲れたなりに自律神経のバランスが整ってきて、４時半には次の仕事にとりかかれる状態になります。

「回復してから」では、交感神経のスイッチがオフになって下がりきってしまい、いつまでも回復した気になれず、その日はもう使い物にならないということになりがちです。しかし時間を決めれば、交感神経は完全にオフにならず、下がりきらない状態でリラックスもできるので、バランスもくずれず動ける。

つまり疲れは「回復」を待つのではなく、時間でならコントロールできるというわけです。

さらにいえば、疲れが少々残っている状態での仕事のポイントは、「時間を、10分や20分単位の細切《こまぎ》れにする」です。45分では長すぎます。

学生時代の部活の練習は、この点で理にかなっていました。最初の20分でウォーミングアップ、以降20分ごとにパス練習、試合形式の練習などと決めてありました。これが「3時間で9つやる」といったアバウトなくくり方では、質が下がっていたことでしょう。

疲れたときこそ、時間を味方につけましょう。20分は明日の会議の資料の整理、次の20分は新企画に改善点がないか考える、次はメールチェックと返信、というように細切れ時間で区切れば、疲れていてもものすごく充実した1時間を過ごせます。

しかし「それでも追い付かないくらい今日は疲れた」というときは、片づけをおすすめします。私もいつも不思議に思いますが、人間、どんなに疲れていても片づけはできるのです。

ポイントは、場所と時間を決めてからやること。「15分ずつ、右下の引き出し→右上→パソコンのデスクトップのデータを整理」など。こうして「終わりの時間」を決めて集中すると、リズム感が出て、疲れたなりにてきぱきとこなせるのです。ぜひ試してみてください。

「すぐやる」より「5分考えてから」

仕事もふだんの生活も、予想通りに進むとは限りません。むしろ、予想していなかったことが後から起こってくることのほうが多いのではないでしょうか。

働いていれば、上司から急な仕事を振られることはしょっちゅうでしょう。せっかく、自律神経のメカニズムにフィットした予定を立てて、その通りに進んでいたのに……。

人はこうした突発的な事態にきわめて弱いものです。特に、時間に追われて切羽詰まっているときに他の急ぎの仕事が入ってくると、とたんに焦りが増して自律神経が乱れ、イライラし、残念な仕上がりになったり、ミスを犯したりしがちです。

こういうときは、慌てて新しい仕事に取りかかるのではなく、5分ほど考える時間を設けましょう。

冷静に、大局的に見て、仕事の進め方やスケジュールを練り直し、最大の成果を最も効率よくあげるにはどうすればいいか、誰に協力してもらうかなどを考え、もう一度仕事の時間配分を見直せば、心は落ち着きを取り戻し、新しい案件に集中して臨めるようになります。

もし5分で足りなければ、10分でも15分でもいいでしょう。大局観を持って「よし、こう進めよう」という気持ちを持てるようになれば、余裕が生まれ、バランスもくずれることはありません。こういう状態になってから始めるのが大事なのです。

一度席を立ってトイレに行くとか、お茶を淹れるなども、リラックスできて効果があります。

突発的な事態にも柔軟に、バランスをくずさず対応できる術を身に着けていれば、すでに達人の域といっていいでしょう。

「10分前の到着」が余裕を生む

人と待ち合わせるとき、何分前に着いていますか？

3分前とか5分前という方が多いかもしれません。

私は「10分前」と決めています。電車が遅れても10分あればたいていの場合大丈夫です。何よりも心の余裕が生まれます。

特に、大事な打ち合わせのときには、20分前でもいいでしょう。余裕を持って到着し、どう話を運び、クロージングするか、こういう要求をされたらこう答えればいい、といったこととの確認ができます。この余裕が、心身のバランスを安定させ、相手にもより良い印象を与えるのです。

「20分も早く着いたら時間が余る」と思うかもしれませんが、その20分で何をするかまで決めておけば無駄にはなりません。近くに書店やチェックしたいお店があれば、

事前に目星をつけておくのです。

　また、予定と予定との間に、あらかじめ「ゆとり」を設けておくことも、とても大事です。

「3時までAさんと打ち合わせ↓3時からBさんと打ち合わせ」では余裕がなく、調整もきかないし、遠からずミスにつながります。ここでも10分は空けましょう。あとの50分の質が大きく変わってきます。

「10分前に着く」のは、単なる「遅刻しないためのマナー」を超えて、自分のためにも相手のためにもプラスの効果を生むための習慣なのです。

サザエさん症候群を招く「63時間のワナ」

「サザエさん症状群」という言葉をご存知でしょうか。

日曜日の夕方、「サザエさん」のエンディングテーマを聞くと「ああ、楽しかった週末ももう終わりか。明日からまた会社か」と、現実に引き戻されてゆううつになり、会社に行きたくなくなるという「出社拒否症」・「出社恐怖症」の、れっきとした病名です。

名前はユーモラスですが、軽いうつ病、あるいはうつ状態にあるため、決して軽く考えることはできません。

原因は、金曜の夜からまる2日間リラックスしっぱなしだったため「副交感神経が上がりっぱなし、交感神経は下がりっぱなし」になっていたことにあります。

この状態で「サザエさん」を見て、明日からの仕事での大変そうなことや、「月曜にやればいいや」と置いてきたストレスがたまりそうな案件、苦手な上司や得意先などネガティブなことを思い出して不安や焦りが急に頭をもたげ、交感神経が一気に上がり、副交感神経が下がり、バランスを乱してしまうのです。

「熱中できる趣味も特にないから、土日はいつも家でゴロゴロしている」という人は要注意です。平日にできたリズムがくずれるうえ、集中したり目的を持って何かをする時間がないと、「２日間、交感神経が下がりっぱなし、副交感神経は上がりっぱなし」になってしまいます。これでは翌日が旅行やレジャーだってゆううつになるはずです。

休日は必要ですが、せっかく平日にできたバランスをくずさないよう注意したいものです。

何も予定がない休日でも、次のようなことで、バランスは乱れずにすみます。なにげないことのように思われるかもしれませんが、効果は確実です。

①30分ほどのウォーキングに出かける

②40度のお風呂に15分ほど入る（長すぎたり、熱すぎたりは逆効果）。風呂上がりにはコップ1杯の水を飲む
③月曜からの1週間のスケジュールを確認する
④月曜のスタートがスムーズになるように、出社の準備をしておく（持ち物をバッグに入れたり、服のコーディネートを考え、クロゼットの手前に寄せておくなど）

ぜひトライしてみてください。週末の最後を飾る日曜夜の気分はもちろん、翌日からの1週間の気分も、パフォーマンスも、体調も、がらりと変わるはずです。

「休日に少しだけ仕事」のススメ

私は休日でも仕事をしています。皆さんにもおすすめしています。

というと「平日も遅くまで残業してるのに？」と思われそうですが、ちょっと待ってください。おすすめしているのは、「1時間だけ」仕事をするということです。

もうお察しかもしれませんが、バランスをくずさないためです。だから、難しい仕事でなくてかまいません。斬新な企画を考えたり、筋のいい戦略を綿密に練ったりといったことでなくて、休み明けのスケジュールの確認でもいいし、パソコンにたまっているデータの整理といったことでも効果は十分にあります。

肝心なのは、「仕事との接点を切らさないこと」です。「休みくらい仕事を忘れたい」と思われる方も多いかもしれませんが、こうしたほうが月曜からの仕事がはるかにスムーズに進み、トータルでは大きくプラスです。

金曜の18時から月曜の9時まで、63時間あります。この間に完全に「仕事スイッチ」をオフにしていると、副交感神経が高まりすぎて、完全に「脱・仕事モード」になります。前項でも述べた通り、休日にリラックスしすぎてしまい、「サザエさん症候群」にかかるのは、「63時間ののんびりモード」に浸りきって完全に副交感神経が優位になった後、急激にバランスが逆転することによって、安定をくずしてしまった人です。

ここまでではなくても、**「月曜はやはり調子はもうひとつ」という、エンジンのかかりが遅い人も、やはり休日のバランスの乱れが原因です。**

土日の2日間、まったく家から出ないと、月曜の出勤のとき、歩いていてなんだかフラフラするでしょう？　あれは筋肉や平衡感覚が、63時間ほとんど使われなかったからです。自律神経にとっても、63時間のバランスのくずれは、大きなダメージなのです。

まずはアフター6の遊びの予定の確認からでもいいし、1時間でなく30分からでもいいでしょう。月曜の朝の調子が、グッと良くなると思います。

雨の日の頭のいい過ごし方

朝起きて雨が降っていると、ほとんどの人はゆううつな気持ちになるのではないでしょうか。

子どものころは、新しい傘が使えてうれしいという女の子がいたものですが、大人になるとやはりあまりうれしいものではありません。

特に休日だと、「洗濯してスッキリしようと思っていたのに」「久しぶりに出かけたかったのに」と、なんだか損をしたような気分になり、テンションが落ちます。

じつは、雨の日にテンションが落ちやすくなるのは、気分の問題ばかりではありません。気圧の変化が自律神経を乱すのです。

低気圧が近づくと、空気中の酸素が少なくなり、副交感神経が上昇し、体のエネルギー消費が抑えられ、だるくなったり、なんとなくやる気が出なくなるのです。

「雨の日は眠くなる」という人がいますが、これも副交感神経の上昇によるものです。
また、雨の日に交通事故が多いのは、道路の状態や視界が悪いだけでなく、自律神経の不調が結びついているためです。

「晴耕雨読」という諺《ことわざ》がありますが、雨の休日は部屋の片付けをしたり、リラックスして過ごせるヘアサロンなどに出かけるといいでしょう。

副交感神経が上がるので、テレビを観ながらだらだらと過ごせば、よりバランスが乱れてしまい、週明けからの仕事にさわります。

しかし、集中力が必要な自動車の運転や、激しいスポーツなどは、注意力が散漫になりがちなため、トラブルや怪我をする原因になりかねません。

雨の日は、体調や身のまわりのメンテナンスに当てたり、明日に備える一日としてみましょう。調子がわるくなることを防ぐばかりでなく、かえって良い状態になると思います。

「家族サービスが一番疲れる」の理由

遊園地に行くと、ぐったりした表情で座っているお父さんがいます。「そりゃそうだよな。休みの日にまで家族サービスに駆り出されたんじゃ」と思う人も少なからずいるでしょう。

お父さんがぐったりしている原因は、「子どもにせがまれたから仕方なく」という点だと考えられます。これでは仕事、しかもストレスのたまる仕事と変わりません。「早く帰りたいな、なんでこんなにサービスしなきゃいけないんだ」とイライラしてよけいに疲れがたまる状態です。イライラは交感神経を上げ、副交感神経を下げます。「苦手な人との仕事」をしているときのような自律神経のバランスに、休日になっているのですから、ぐったりもするわけです。

しかし家族と楽しい時間は過ごしたい。ではどうすればいいでしょう。

ポイントは、家族にせがまれ続けてやむなく行くのではなく、自分から、「〇月〇日にディズニーランドに行こう！」と宣言してしまい、スケジュールに書き込み、「攻めのスタンス」で楽しむ、ということです。このほうが、肉体的な疲労度は同じでも、何倍もリフレッシュできます。家族だってそのほうが楽しいに決まっています。自律神経の面から見ても、イライラしていないから、少々体が疲れていても楽しめてリラックスしやすい状態になり、バランスが整ってきます。

仕事で疲れているから、家でゴロゴロ。家族にせがまれても聞こえないフリ――これで疲れが抜けるなら、たまにはそんな日があってもいいでしょう。しかし、**休日はいつもゴロゴロしていて、平日は見違えるように元気になるという人を、私は見たことがありません。**日ごろの疲れが抜けないまま月曜を迎え、先週と同じように「調子が出ない1週間」を送ることになってしまいます。

家族サービスの他にも、自律神経のバランスを整えるような持っていき方しだいで、楽しくできることがあるかもしれません。ぜひ工夫してみてください。

4章

他人、疲れ、ストレス、プレッシャー……もっと〝乱されない体質〟に変われます

——③バランスをくずす要因を遠ざける——

人間関係や気候の変化に要注意

自律神経のバランスを高い状態で安定させることについて、すでに深くご理解いただけたのではないかと思います。

その状態をくずさないようにしたいのですが、かといって「絶対に乱されない、乱させない」と神経質になるのは逆効果です。バランスが乱れそうなことが全くない状態で生きていくなど、到底無理です。急な仕事が入ってきたり、駅でぶつかられたり、乱れるきっかけはいくらでもあります。

乱れて当然と思うくらいでちょうどいいのです。でないとちょっと乱れそうになった時点でストレスになってしまいます。

大事なことは、どういうことで私たちのバランスは乱れやすいかをしっかりと知っておいて、防げるものは防ぎ、防げないものは上手に対処し、乱される回数や量を減

らすことです。

では、何によって乱されやすいのか。いろいろありますが、煎じつめれば、「人間関係」と、「気候の変化」の2つです。

「人間関係」は、もはや説明は不要でしょう。

気候の変化というのは、気圧や温度、湿度の変化です。

人はどれだけ寒くても風邪をひくことはありません。マイナス10度の日々が続いたとしても、服や暖房で調節できていれば大丈夫なのです。ではなぜ風邪をひくのかというと、「気温の低さ」ではなく「気温が変わること」が原因です。

暖かい日が続くと、副交感神経が優位になってリンパ球が増え始めます。ところが急に寒くなると交感神経が優位になり、逆に顆粒《かりゅう》球（白血球の一種）が増え始めます。気候の変化が激しい秋から冬にかけては、交感神経が優位になりやすく、顆粒球が増えリンパ球が少なくなることで、抵抗力が下がり風邪やインフルエンザにかかりやすくなるのです。

この時期は、仕事や勉強などにも悪影響を及ぼしがちなので注意が必要です。温暖化の影響で四季のリズムが大きくくずれていて、11月なのに暖かいと思ったら翌日真冬なみの寒さになる、といったことも珍しくありません。自律神経は、気候の急激な変化に弱いので自律神経力《トータルパワー》を保てなくなってしまいます。心身ともに元気だったのになぜか急に調子がわるくなる、といったことになりやすいのです。

一年を通して風邪をひかず、調子の良い状態を保つには、気候の変化に敏感になって、服や空調に気を配ることが大事です。

「昨日も暖かかったし、ジャケットはいらないな」とタカをくくって出かけると、急に寒くなったときに対処できません。こまめに天気予報をチェックし、急な気温の変化にも乱されない用意をしておきましょう。

それと同時に、ふだんの生活の中で、温度や湿度の変化に乱されることがないか、考えてみましょう。

たとえば私は、冬の朝はTシャツにダウンジャケットで電車に乗っています。ワイシャツやニットを着ていると、暖房と混雑で大汗をかき、降車後に急に冷えます。これでは温度変化に弱い自律神経は悲鳴を上げてしまい、風邪をひかないほうがおかしいくらいですから、研究室に着いたらTシャツを着替え、ワイシャツを着るというスタイルにして、自衛していました。

夏も、節電とはいっても冷房でかなり寒くなることがあります。羽織るものを持っておくとか、電車に乗る前に自宅やオフィスで、汗をかいたインナーを替えておくだけで、自律神経はずいぶんダメージを避けられます。

夏や冬だけでなく、季節の変わり目も要注意です。

4月というと、もう完全に春というイメージですが、じつはゴールデンウィークくらいまでは、意外に朝晩冷える日があります。油断すると、厚着していた冬よりも体は冷えて、体調をくずすことになりかねません。

私たちがあまり意識していなくても、自律神経は気候の変化にとても繊細に反応します。いまは温湿度計もリーズナブルなものがあるので、自宅や職場に置いてチェックできるようにするといいでしょう。習慣になれば、いちいち見なくても、だいたいわかるようになります。

「5月病」は年末から始まっている

「好きな季節はいつですか？」と聞かれれば、多くの人が「春」と答えるのではないでしょうか。私も春は好きですが、「魔の季節」ともなりかねません。暖かくてリラックスできてバランスもとれそうに思えますが、なぜでしょう？

原因は、冬からの流れにあります。

お正月は、誰もが「今年こそ！」と、あれこれ目標を立てます。まっさらな手帳に予定を入れる快感も手伝って、ただでさえ寒さで交感神経が優位に傾いているのに、1～2月に予定を入れすぎてしまうわけです。新年の決意も新たに、入れまくった予定をこなすことに追われ、オーバーワークになりがちです。

この時期は一年で一番寒く、風邪やインフルエンザも猛威をふるい、体調をくずしがちです。交感神経が高いときに無理をすると、ストレスがストレスでは収まらず、慢性になって、慢性疲労症候群になってしまいます。

そして、忙しく2月までを過ごし、「慢性疲労症候群」の状態で3〜4月を迎えたところで花粉症、年度末決算、歓送迎会、異動や転勤、入学などの環境の大きな変化が立て続けに押し寄せます。

そして1カ月たつとゴールデンウイークがやってくるのです。この大型連休でバランスをくずし、いわゆる「5月病」になる人が多いのです。

「連休で、疲れた体を休ませ副交感神経を上げればバランスはとれるのでは？」と思う方も多いでしょうが、**5月病になる原因は、年末から4月末まで頑張りすぎたことによる「慢性疲労症候群」を引きずったまま暖かな春が訪れ、副交感神経が優位に傾き始めたとたんに連休に入って長い間のんびり過ごすと、完全にリラックスしてしまって、副交感神経が上がりすぎることです。**

休みの日にも何か交感神経を上げる時間があればいいのですが、のんびりしすぎると、休み明けには何もやる気が起こらなくなり、「仕事なんてくだらない、行きたくない」となるわけです。ここまでは至らなくても、**何日も完全に休んでしまうと、休**

み明けに「ペースを上げようとしても上がらない状態」になってしまいます。

仕事や課題は、休みの間にたまった分も上乗せされた状態でおかまいなしに押し寄せます。こなせないとストレスになり、悪循環です。

135ページで触れましたが、私は、「休みの日でも1時間は仕事をしてバランスを保つ」ことをおすすめしています。

1～2月の寒い時期に、あまり猛烈とスタートダッシュをかけると、交感神経が優位になりすぎ、バランスを大きくくずしがちです。むしろ「12～2月は『充実した1年のための準備期間』とし、暖かな春が訪れたら本格的な始動を始めるスタイル」のほうが、1年トータルでの成果は大きくなるはずです。

副交感神経優位の人は「計算されたプレッシャー」を

前の項で5月病と副交感神経の関係についてお話ししましたが、一年中、副交感神経が優位という人もいます。7人に1人といわれています。

次のような特徴があります。

・他の人が慌てたり、焦ったり、緊張するような場面でも、あまり慌てたり、焦ったり、緊張しない。ものごとに動じない。
・せかせかしていない。のんびり、おっとりしている。
・まわりをあまり気にせず、どちらかというとマイペース。わが道を行くタイプ。
・親から「あなたの小さいころは、おとなしくて落ち着いていて、手がかからなかった」と言われた。

補足ですが、（あくまで巷《ちまた》でいわれている）血液型別の性格イメージでいえば、「B型・O型的な人」は、副交感神経優位な人が多いようです。逆に、「A型・AB型的な人」は、交感神経優位が多いといえそうです。

副交感神経優位の人は、交感神経優位の人が多い今の時代、貴重な存在です。しかしこのタイプの人は、意識して交感神経を上げないと、バランスに問題があることには変わりありません。

ではどうすればいいか。

私は「自分自身に、計算されたプレッシャーをかけること」をおすすめしています。

たとえば、今まで特に時間を意識せずにしていた仕事に、一つひとつ「締め切り」を設定してみる。のんびりやってもクリアできる締め切りではなく、クオリティは落とさずに効率よく仕上げるために「少し急げばクリアできる」といった締め切りにするのがポイントです。

企画書を1週間後に提出しなくてはならない場合、1週間をまるまる使って仕上げ

るのではなく、自分の中で締め切りを「４日後」に設定し、仕上げる。これにより交感神経が上がります。２日間見直す時間ができるので、仕事の質も上がる効果も期待できます。

休日も、これまで「午後は本でも読んで、夕方に買い物に行こうかな」といったスタイルだったとしたら、「4時までにこの本を読んで、5時には買い物から帰ってこよう」といったふうにすると、交感神経が程よく上がってくるでしょう。

ほかにも、適度に運動をしたり、肉を意識して摂るようにすると効果的です。

といっても、せかせかと無理に焦るように仕向けるのでは本末転倒です。そうならないような「計算」をしたうえで、自分にプレッシャーをかけてみてください。

「危険な人とは距離を置く」で十分

誰にだって、気の合う人もいればそうでない人もいます。特に仕事となれば、苦手な人とも付き合わなくてはいけません。職場での人間関係に悩む人は多いものですが、同僚や上司との関係をスムーズに進めることは、仕事をする上でとても重要です。

苦手な人と上手く付き合うにはどうすればいいでしょう。

結論から言ってしまうと、**「必要以上に深く関わらない」のが一番です。**

職場の同僚は、友人とは違います。あくまで仕事の付き合いですから、学生時代の友人のようにしょっちゅう飲みに行ったり、グチを聞いてあげたりしてまで仲良くしようとしてストレスをためる必要はありません。

人付き合いのストレスは、知らないうちに積み重なるという厄介な性質を持っています。「本当はイヤだけど嫌われたくないから」とか「断りたいけど、みんな誘いに乗って飲みに行くから」と嫌々付き合っていると、バランスは大きく乱れます。

決めつけすぎは要注意ですが、「この人とはソリが合わない」「この人のちょっとしたひと言がすごくカンにさわる」という相手とは、特に必要がなければ、人間関係を持たなければいいのです。無理して自分を殺しても、良いことなどありません。

そうはいってもすでに付き合いがあるという場合は、距離を置くといいでしょう。完全には切らずに、糸くらいはつなげておいて、必要になったら糸を太くする。そういうスタンスで十分です。みんなに好かれようとか、あの人はキーマンだから上手くやっておこうとか、そういう打算が大きすぎると、仕事そのものに集中できません。

それに、相手は意外にこちらのことなど気にしていないものです。みんな自分のことで精いっぱいで、こちらの取り越し苦労だったというケースも多いのです。

完全に乱されない環境など、手に入りません。100パーセント快適な、好きな人だけに囲まれた状態など、ありません。逆に、そんな状態になったらリラックスしすぎて、副交感神経が上がりすぎてしまいます。「距離を置いている苦手な人」がいるくらいでちょうどいいと考え、上手にバランスを保っていきましょう。

痛みや違和感だけでこんなに乱れる

買ったばかりの靴を履いて靴ずれになり、一歩あるくたびに痛い。気になってイライラして、仕事に集中できない――きっと、誰にでも一度は経験があるはずです。こういうときは、仕事の成果も、体調も下降線になっています。

原因は、靴ずれによる「痛み」によって自律神経がくずれるだけでなく、痛みをかばおうとして歩く姿勢がくずれ、前かがみになったり、左右どちらかに体が傾いてしまったりして、腰や肩などに負担がかかり、体全体に悪影響を及ぼすからです。

とくにアスリートの場合は、足にジャストフィットした靴を履き、決して靴ずれを起こさないことは極めて重要です。一流のアスリートになると、スポンサー契約しているメーカーから無料で競技用品の提供を受けることができますが、中でも選手が最も気にするのがシューズです。イチロー選手の場合は、スペシャルオーダーのスパイクで、軽さに加えて、スパイクの歯の位置と数まで、イチロー選手自らのリクエストが厳密に反映されます。何よりこだわるのはフィッティングです。メーカーは、一度に5足から6足、フィット感の異なるスパイクを用意して、その中から最も自分に合ったものを1足だけイチロー選手が選びます。

サッカーや陸上競技などでは、「グラウンドの堅さ」の感覚がいつもと違うと、選手のバランスはくずれます。野球のピッチャーがマウンドの堅さや土の盛り上がり具合にこだわって、足で掘るシーンはよくテレビで映りますが、これも、良いバランスで投げたいためのこだわりです。まして、靴ずれのような痛みがあったら、良いパフォーマンスは望めません。

働く人にとっては、スーツの着心地も自律神経の安定を左右します。スーツがきついと、乱れる原因となるのです。「なんとなく窮屈だな」と感じた瞬間から、交感神経が優位に傾き始め、パフォーマンスは徐々に悪くなってきます。

身につけるものに乱されないことは、良い成果を上げるための意外なポイントなのです。

ミスはこの「5つの状況」でしか起こらない

日本を代表するトップアスリートでも、ここぞというときにミスをすることがあります。

「何千回、何万回と練習してきたはずなのになぜ？」と思いませんか？

じつは、人がミスをするのは、5つの状況しかありません。

①余裕がないとき
②自信がないとき
③想定外のことが起きたとき
④体調が悪いとき
⑤環境が悪いとき

いかがでしょう。皆さんがこれまでに経験されたミスも、どれか（あるいはいくつか）に当てはまるのではないでしょうか。

この「5つの状況」では、自律神経が乱れます。それがミスの原因になるのです。かといって、いつもこの5つに当てはまらない状況にしておくのは、現実的には不可能ですし、そうしようとして神経質になる必要はありません。かえって逆効果です。

大事なのは、今の自分がどれかに当てはまりそうなら、そのことを「意識する」ことです。「今週はバタバタしてて余裕がないな。ミスしがちだから気を付けよう」と意識するだけで、大幅にリスクを減らせるのです。

2012年のロンドン五輪で、ハンマー投げの室伏広治選手が銅メダルをとりました。本来なら金メダルをとれるほど調子がよかったのに銅になったのは、「2投目、直前の選手がハンマーを金網にぶつけたため、修理で20分待たされることになった。想定外だった。その20分間、自分をうまくコントロールできなかったからだ」

と、彼は言っていました。彼ほどの経験があっても、予想していないアクシデントがあると自律神経が乱れてしまうのです。

自律神経が乱れた状態を最もイメージしやすいのが、「朝寝坊して慌てている人」です。携帯で電話しながら携帯電話を探していたり、メガネをかけたまま顔を洗ってみたり。本来ならばしないミスを連発してしまいます（①と③が当てはまっています）。

交通事故を起こしてしまった人が、家族に携帯で電話しようというとき、ほとんどの場合まったく電話できない、つまり正確に電話番号をプッシュできないといいます。自律神経が乱れると、人はいつもなら何の苦労もなくできることすらできなくなってしまうのです。

自律神経はプラスもマイナスも「伝染」する

高校野球で、大事な場面でエラーが続くシーンを見たことがありませんか？1度ならわかりますが、なぜよりによって試合を決める決定的なところで、ふだんなら考えられないエラーが続くのか。私も自律神経の研究をする前は、不思議に思っていました。

自律神経のバランスは、良くても悪くても、他人に伝染するのです。一人のバランスがくずれてミス（エラー）をすると、それを見たチームメイトも、影響されてしまう。その結果が「連続エラー」です。

逆に、弱小チームにいたバッターが、常勝チームに移籍したとたんガンガン打ち始めることがあります。これも、前項であげた5項目に当てはまるバランスのわるい選手が多かったチームから、「自信」「余裕」「環境」などが整ったチームに移り、周囲の「良いバランス」が伝染したと考えられます。

サッカーで「今日はアウェーだから不利」といいますが、これも、アウェーだと味方の声援が小さくて自信がなくなったり、グラウンド（ピッチ）の感触がふだんと違って余裕がなくなりバランスをくずしたメンバーの「悪いバランス」が、チームメイトに伝染して、本当に「アウェーは不利」になってしまう、というのが自律神経の視点から見た状況です。

バランスの悪い人は、周囲にもわるい影響を与えます。

逆に、バランスが良い人は、周りにも良い影響を与えます。

これは、仕事でチームを組む場合など、人選の参考になると思います。バランスの良い人が一人でもいると、大きなプレッシャーの中でも、チーム全体のパフォーマンスが向上します。その人がいるだけで、場が明るくなったり、少々のトラブルを抱えてもさほど深刻なムードにならなかったり、大変な仕事でも意外に疲れなかったりと、いろいろな効果が出てきます。

もちろん仕事に限ったことではありません。ともに過ごす人のバランス次第で、私たちのバランスは、良くも悪くもなります。また、こちらのバランスも向こうに伝染します。お互いに気持ち良く過ごせる人と一緒にいるように心がけると、自分も相手も、より高いトータルパワーを持てるようになるのです。

「叱る」と「怒る」、それぞれの状態

「叱り上手は育て上手」という言葉があります。

ここでは、こちらが叱る側になるときのことを考えましょう。下手な叱り方をすると、叱られている側はもちろん、こちらのバランスも大きく乱れます。これは実感として多くの方がお持ちだと思います。

相手が部下でも、子どもでも事情は同じです。上手に叱れば相手は素直に納得するけれど、感情的になって叱るとまるで聞く耳を持たなくなって「逆ギレ」します。

では、「上手な叱り方」とはどういうものか。端的に言えば『叱る』と『怒る』を混同しない」ということになるのではないでしょうか。

良くないのは、最初のうちは冷静に叱っていても、相手に押し黙られたり口答えされたりするうちに、叱っているほうがだんだん激してしまい、最後は完全に感情的に

なってしまう、というケースです。こうなると叱られているほうも人間ですから、よほど素直な人でないかぎり、聞く耳を持たなくなってしまいます。このとき両者とも、交感神経が極度に上がり、呼吸は極めて浅くなっています。自律神経の状態は「伝染」しますから、お互いに最悪のバランスを伝えあい、さらに負のスパイラルとなって、なんら生産的な結末を期待できなくなってしまいます。

一方、叱り上手な人は、感情的になって激さないように意識しています。怒りの感情をぶつけるのではなく、冷静に、相手の言い分も聞きながら話す。これは自律神経のバランスが、先ほどのパターンよりもはるかに安定した状態です。これが伝染し、相手も比較的素直に聞く耳を持てるようになります。

こう書くと私はもともと叱り方の達人かのようですが、とんでもありません。以前はとにかく怒りっぽく、オペで部下がミスをすると「何度も同じことを言わせるな！」と怒り、クルマの運転中も周囲の運転に怒り、怒らない日はないくらいでした。

当時の私の言い分は、「どうして怒らせることをするんだ。頼むから、お願いだから私を怒らせないでくれ！」というもの。しかしお察しの通り、自律神経のバランスは今考えても最悪で、体調もすぐれませんでした。もちろん、怒った結果、良い結果も出ませんでした。

何度叱ってもわからない相手もいるものですが、感情的になっても良いことはありません。お互いのバランスのために、「怒る」ではなく「冷静に叱る」を心がけたいものです。

大事な場面で平常心を保つキーワード

プレッシャーのかかる場面で、自律神経はどういう状態になっているのでしょうか。

たとえば、大切なプレゼンのシーン。重役が難しい顔をしてずらりと並んでいます。このプレゼンに自分の、そして課の浮沈がかかっている……。

こういうとき、あまりの緊張により視野狭窄《きょうさく》になって、まわりのことがまったく見えなくなってしまう人がいます。どんどん早口になって、相手が理解できているか、興味を持っているかなどおかまいなしに先を急いでしまう。これでは、どんなにいい企画でも結果は残念なものになるでしょう。

一方、プレゼンの上手な人は、相手の表情はもちろん、部屋に飾られていた絵や時計など、その場の様子を意外に覚えているものです。

これは冷静に客観的な視点で、プレゼンをコントロールできた証。当然、相手も興味を持ち、好感度も上がり、前向きなスタンスで聴いてくれる可能性が高まります。**激しい緊張状態に陥ると、人は必ず息をつめたり、呼吸を浅くしています。これにより交感神経が極度に上がり、血管が収縮し、末梢の血流が悪くなります。つまり、緊張してしまうのはメンタルの弱さではないのです。**

血流が足りないと、脳は並列処理ができなくなり、視野が狭くなってしまうのです。一時的なものであれば、視界はだんだん開けてきますが、長い間ストレスにさらされていると、慢性的な視野狭窄になり、ストレスがかからない場面でも、大事なことを見逃してしまうことになるのです。

「ため息をつくと運が逃げる」といいますが、体のしくみからいうと逆で、「ため息は運を引き寄せる」といってもいいくらいです。浅くなった呼吸を深く戻すための本能的なリカバリーショットなのです。私は実験で、深く息を吐いた瞬間に末梢の血流がパッと戻ることを確認しています。

緊張しやすい人は、プレゼンの前に、水分補給をするといいでしょう。ゆっくりと水を飲めば、胃腸が刺激されて副交感神経が上がり、落ち着いた気分になれます。

また、プレゼンの場所まで「ゆっくり歩く」のも、なにげないようですが意外な効果があります。

そして、「ゆっくり淡々と話す」ことが大事です。ゆっくり話せば呼吸が深くなり、副交感神経の低下を防げるので、バランスがくずれにくくなります。

キーワードは「ゆっくり」。

「ゆっくり動く」ことで、呼吸を乱さないのが狙いです。

ストレスは「他のストレス」で制す

ここまで何度か、不安、焦り、ストレス、緊張は良くないとお話ししてきましたので、皆さんはこれらを悪者と思われていることでしょう。

いっぽうで、「ストレスがない生活などありえない」とも書きました。

どちらも正しいのですが、ストレスについて、ここで整理しておきましょう。

まず、人は誰でも、生きていれば必ずストレスを感じます。感じない人などいません。ストレスをゼロにする方法を指南する人や本がありますが、「絶対にできない。非現実的で逆効果」というのが私の持論です。神経質になってもっとストレスをためるのがオチです。

もちろん、無用なストレスをあえて抱える必要はありません。できるだけ工夫をして事前につぶすことは必要です。その前提の上で、それでも降りかかってくるストレスをどうするか。

よく考えてみると、私たちがストレスで悩むとき、何か「ひとつの出来事」が原因になっている場合がほとんどではないでしょうか。心にどっかり居座る「あれ」が、一日じゅう気分を重たくさせる。ひとつのことにとらわれているからこそ、必要以上にクローズアップされ、もっとストレスとして感じられてしまうのです。

とすれば、その「ひとつ」はいったん横に置いて、他の「ストレスになること」を考えてみましょう。そこに別の小さなストレスのもとがあれば、今度はそれを考えてみる。

こうして10個も「もと」があれば、最初の「あれ」にばかり悩んでいられなくなります。

これは、「あれ」に近視眼的にとらわれているよりも、よほど客観的な視点を得た状態といえます。このほうが冷静に解決策を考えられますから、意外なところから有効な策が出てくる可能性は高いでしょう。

ストレスに悩まされていると、「あぁ、これがなくなったらどんなにいいか」と思いますよね。

しかし、適度なストレスは私たちに不可欠なのです。

ストレスゼロというのは、いわば「こたつに入ってミカンを食べて何日も過ごしていいよ、と言われた状態」、「南の島でいつまでものんびり暮らしていい、と言われた状態」といえます。これでは交感神経が上がらず、バランスはかえって大きくくずれてしまいます。仕事や勉強、趣味の能力向上といった意味でも、これでは到底、人は伸びなくなってしまうのです。

ストレスのもとを工夫してつぶす、未然に防ぐ、距離を置くという対策を講じても、ストレスはゼロにはなりません。それを知ったうえで、どうしても避けられないものには「ストレスをストレスで制す」という発想で対処すると、意外に効果が上がるのです。

5章

この神経《バランス》なら、ずっと調子よくいられます

――④プラスのスパイラルが
動き始める「考え方の習慣」――

「オープンな人」は圧倒的に強い

ここまで、「体」と、「技」についての2本目の柱まで、お話ししてきました。最後の章では、どんな考え方の癖が、バランスをくずしてしまうのか。逆にふだんからどういう考え方、気持ちの持ち方を意識すると、自律神経力《トータルパワー》を上げていけるのかについて述べたいと思います。

「病は気から」とはよくいったものです。人それぞれ、「考え方」「気持ちの持ち方」は、じつは千差万別なのですが、**一人ひとりは「ずっとこれでやってきたから、当然。たぶん皆も似たようなものだろう」と思っているのです。その「当然」の中に、自律神経を乱すものも、整えるものもあるのです。**

では具体的に見ていきましょう。

まず、**自律神経力《トータルパワー》が高い人は、ありのままの自分をさらけ出しています。他の人なら隠しそうな「弱み」「コンプレックス」も、隠そうとしません。**

たとえばあなたが上司に対して、バレたら懲戒免職は間違いない、という秘密を隠しているとします。上司は毎日、あなたのすぐ前の席にいます。いつバレるかわからないという状態で、高いパフォーマンスを安定して出せるかというと、それは無理でしょう。

ここまで大きな秘密ではなくても、仕事の相手に対して、

「数字に弱いことを見抜かれたらイヤだな」

「今日の打ち合わせ、正直、準備不足のまま来てしまった。どうやってごまかそう」

と、引け目やコンプレックスを感じながら接しているのでは、相手を圧倒するような気迫や集中力など望めず、そこそこのパフォーマンスにしかならないでしょう。

自信がある人は、嘘、秘密、ごまかしがないし、コンプレックスもありません。驚くほど開けっぴろげです。学歴が周囲より劣ろうが関係ありません。そんなことより「目の前のこと」に一生懸命なので、腹が据《す》わっています。コンプレックスなどどう

でもいいし、陰口をたたく人の相手をしている暇などないのです。嘘や秘密がないから堂々としていられるし、目の前のことに全力で、迷いなく突きすすめる状態が整っている。びくびく、おどおどしていないから呼吸も深く自律神経も最高の状態といえるでしょう。

もし嘘、秘密、ごまかしに心当たりがあったら、これを機に捨ててしまってはどうでしょう。意外なほどすっきりするし、周囲もそういうあなたを好意的に受け止めるはずです。

昔話、自慢話はなぜマイナスか

なにげなくやってしまうことの中に、バランスをくずすことがあります。

たとえば、「過去を振り返ること」とか、「昔の自慢話をすること」。もちろん、たまに昔を思い出すのは楽しいものです。それは問題ありません。

良くないのは、「あの頃は良かった。それに比べて今の俺は……」といった振り返り方です。

これでは交感神経が下がり、やる気や活力も出ません。かといってリラックスできているわけでもないので、副交感神経も下がっています。どちらも低い、慢性疲労症候群の数歩前という状態です。

自慢話が良くないのは言うまでもありませんね。本人も大して楽しくないし、聞かされるほうにとっては迷惑以外の何物でもありません。

自慢好きは、「いまの私は大したことはないが、昔はすごかった。そう思って尊敬してくれ」と言っているに等しいのですが、周囲はそのみっともなさをお見通しです。本人だけが気づかずに、目先の小さな快楽に負けています。こういう人と一緒にいると、先にお話しした、悪いバランスの伝染が起こってしまいます。

では、トータルパワーの高い人は、どんなふうに考えているのでしょうか。

まず過去については、ときどき思い出したり、当時ともに過ごした人と酒を飲んで盛り上がったりはしますが、そこで「昔は良かったのに今は……」にはなりません。「今の自分があるのは、この時期にお世話になった人がいるからだ」とか、「今も頑張っているこの人たちに負けないように、自分も精一杯やっていこう」と思っているし、そういう思いを共有できる人と盛り上がっているのです。

私の知人である優れた方々は、みな謙虚です。素晴らしい業績をあげていても自分からひけらかすことをしません。そんなことをしなくても人から尊敬されるし、「まだまだ自分は向上したい」「自分には至らないところがたくさんある」と思っています。「このへんでいいや」と思っていません。

その謙虚な姿勢が、いくつになっても若々しいやる気やモチベーションを生んでいるから、力をふんだんに注ぎ込めるのでしょう。伝染の法則が働き、同じように向上・成長している人と切磋琢磨《せっさたくま》したり、共感し、トータルパワーを高め合っているのです。「自慢好き」では、こういう人の輪には入れないのです。

トータルパワーを下げる習慣には、このほかにも、グチ、悪口、ジェラシーがあります。

グチや悪口、陰口がいいと思う人はいないでしょう。その通りです。しかもこれらは、自律神経を乱す最たるものです。

とはいっても、この誘惑は強烈です。共通の敵がいる場合、これほど連帯感を高めるものもありません。しかし、いっときは大いに盛り上がるでしょうが、やっかいなのは、一時では終わらず、何度も同じグチや悪口で盛り上がろうという雰囲気になってしまうことです。楽しかったのは最初だけで、あとはもうお察しの通り、乱し乱されのスパイラルです。

さらに要注意なのが、嫉妬《しっと》、ジェラシーです。

ジェラシーで一番たちが悪いのは、自覚しにくいことです。ここが怒りと違うところです。まったく自覚せずに何十年もジェラシーに突き動かされていることも珍しくありません。

ジェラシーを抱くのは、自分が劣っていることを認めることに他なりませんから、それを避けようという心理が働くのでしょう。自覚しにくいのはこれが原因です。

どうしてもジェラシーを感じさせる人が身近にいるなら、無理に感じないようにするより発奮材料にするほうがよほどポジティブで、自律神経を活性化してくれます。

「いま自分がうまくいっていないのを、置かれた環境のせいにする」のも、誰もが陥りがちな落とし穴です。

「上司にセンスがないから私の企画が通らない」

「もっと家事をしてくれる夫だったら、私もバリバリ働けるのに」

「もっと可愛げのある妻ならよかったのに」

気持ちはわからないでもありませんが、この状態からは一歩も前に進む力が出てきません。

グチ・悪口を言っているときと同じように、交感・副交感神経どちらも低くなってしまいます。また、グチ・悪口を言ったり他人に嫉妬して自分の不運を嘆いているとき、人の呼吸は非常に浅くよわよわしいものになっています。

自律神経のバランスもトータルパワーも伝染しますから、これでは同じようなバランスの良くない状態の人としか付き合えません。赤ちょうちんでグチっているくらいなら、帰って早く寝てしまうほうがよほどいいのです。

嘆《なげ》くより、何ができるかを考える。このほうが、はるかにバランスが安定します。

矢沢永吉さんに学ぶ「迷いがない強さ」

「貸した金はやったものと思え」——昔の人は実にうまいことを言うものです。借りた金を返すのは当たり前です。返ってこないなら明らかに借りた側が悪い。しかしそれを恨んでも仕方がない、いつまでも気分が悪いだけだから、運が悪かったと思ってあきらめたほうがまだましだという意味ですね。

貸した金ならまだしも、貸してもいない自分の金を盗まれたらどうでしょう。しかも大金を。それでも「やったものと思う」ほうがいいのでしょうか。

63歳で今も現役、バリバリの第一線で活躍するロッカー・矢沢永吉さんが、側近であるスタッフに大金を横領された事件をご記憶の方もいるでしょう。その後、彼は何と言ったか。

「彼を信用した自分が悪かっただけです」

35億という金を詐欺・横領されたわけで、正真正銘の被害者です。「自分が悪い」はずがない。信じていた人に裏切られるというのは、ストレスをもたらす数々のアクシデントのうちでも、極めつきのものです。しかし矢沢さんはこう言い、自ら膨大な借金を背負い、すでに完済しました。この、自分で責任をとることへの決断の鮮やかさ。自分で返済するという迷いのなさ。「彼が悪い」「彼が憎い」、「どうしてあんなやつに任せてしまったんだろう」といつまでも憎しみや後悔、怒りにとらわれている状態では、とても矢沢さんのように早い完済はできなかったでしょう。

血流の観点からいうと、他人を「憎い」と思った瞬間、つまり怒りや憎しみにとらわれた瞬間、交感神経が急激に上がり自律神経は乱れ、血管はぎゅっと収縮します。

矢沢さんは、実際に悪いのは誰かという問題ではなく、自分がそれをどうとらえれば、より自分らしく生きられるのか。どう考えてしまうと、自分の歩みが止まり、心身ともに落ち込んでしまうのか。そのあたりを熟知されていたのだろうと思います。

迷いがない人は、スムーズに走れます。「迷い」がブレーキになっていないかを考えることは、非常に大切です。

よわよわしい「事なかれ主義」と縁を切る

言いたいこと
言ったほうがいいこと
言わなければいけないこと
——を、空気を読んでガマンするか、はっきり言うか。これも分かれ道です。
自律神経力《トータルパワー》の高い人は、はっきり言います。もちろん、個人的な感情をぶちまけるという意味ではありません。

・まわりが「出る杭」になることを恐れていても、やりたい仕事には手を挙げる
・仕事上の、言いにくいがハッキリ指摘しないといけない、組織や相手の問題点
・人付き合いで、互いの意見が違うとき、これは大事だと思ったらむやみに譲らず意

思表示する

——といったことです。空気を読んだり、相手に嫌われるのを恐れたり、波風が立つのを嫌がって「事なかれ主義」を貫く人が日本には多いのですが、そこに安住しません。

もちろん、それによって嫉妬や「仲間はずれ」のような逆風も受けるでしょうが、足を引っ張るよわよわしい力には負けない自信があるし、「自分の意見が正しいと思えば言うべきだ、言わずに無理に同調しても後悔するだけで、何も生まれない」という信念を持っています。説得力のある反論には耳を傾け、より良い結論に導こうとします。意見をぶつけ合って、互いに合意したうえで良い結論や結果が出ることの喜びを知っているので、妥協がありません。この点で、やはり迷いがありません。

これに比べて、

「やりたいけど、出たがりだと思われたくないな」

「これを言うとあの人に嫌がられるだろうな」

「問題だけど、言いだしっぺになると責任とらないといけないからやめておこう」

といった思考パターンが、いかに迷いだらけで迫力に欠けるかは明らかですね。勝負になりません。これこそ、自律神経力《トータルパワー》の差なのです。

感情的というのではなく、深い思慮をしたうえで、言うべきことは臆せず堂々と言う。

その自信と覚悟、先行きへの期待は、「事なかれ主義」の人が抱いている不安や恐れとは対極のものです。これこそ、自律神経力《トータルパワー》の高い人の大きな共通点です。

嫌なときこそ「笑顔」をつくる

ここでちょっと、いつもやるように「気合」を入れてみてください。

どんな感じになるでしょう？　息が止まったり、肩に力が入ったり、眉間にシワが寄ったりしていませんか？

それは残念ながら、ふだんから「頑張り方」を間違えているかもしれません。

「気合を入れて仕事をする」のは、悪いことなのでしょうか？

実は、「入れすぎる」と、あまり良くないのです。というのは、気合を「よし、やるぞ！」と入れすぎると、とたんに脳への血流は低下するからです。

2011年、大相撲のある有力な力士が、なかなか優勝できなかった頃のことです。

稽古も十分しているし調子もわるくないのに、なぜか「ここ一番」という大事なときに勝てない。その原因を考えるために取り組みを見ました。

仕切りのときの彼は、まさに鬼の形相。気合が入りまくっています。これぞ力士という迫力はあるのですが、医師の私から見れば、これが原因だとわかりました。

「への字口」という言葉がありますね。この顔になった瞬間、全身の血管がぎゅーっと収縮し、筋肉や脳への血流が急激に低下します。このため、筋肉の反応が鈍り、相撲では立ち合いから反応が遅れ、柔軟な動きができなくなってしまうのです。

仕事で気合を入れるときも、要注意です。血流が低下するような入れ方では自己満足に終わってしまいます。

ではどうすればいいかですが、「笑顔」をつくってください。

ストレスがある状態でも、笑顔をつくれば、血流は改善します。口角を下げるか上げるかで、血流が一気に逆になるのです。

人間の体というのは、じつに面白いものです。

プレッシャーがかかるときや、苦手な相手と向き合うときこそ、笑顔で接してみましょう。あなたが苦手だと思っているなら、相手もたぶん同じように思っています。これはお互いに交感神経が上がり、血流が低下している状態です。**まずこちらから口角を上げることで、副交感神経が上がりリラックスできます。その笑顔が伝染して、相手の副交感神経も上がり、いい結果をもたらしてくれるはずです。**

笑顔には、人の心と体を整える絶大なパワーがあります。そしてそれは、自分自身だけでなく、相手の心と体にも変化をもたらします。

健康を維持するためにも、ここ一番の仕事でいい結果を残すためにも、「面白くない」「嫌だな」と思ったときこそ微笑《ほほえ》む。そうすれば必ず良い結果が訪れます。

つくり笑いでも副交感神経と免疫力がアップ

笑顔の効果について、もう少し詳しく説明しましょう。

「いくら笑顔が大きなパワーを生み出してくれるとはいっても、うれしいことや楽しいことがないのに笑うなんてできない。不自然になったり、人から見たら不気味な人になりそう」

「ここ一番の大事な場面で笑うなんて、不真面目と思われそう」

とお感じの方も多いのではないでしょうか。

ご安心ください。つくり笑顔でもいいし、人に気づかれないくらいの微笑、「アルカイック・スマイル」(学校で習いましたね) でも十分効果があります。

要は、口角が上がっていればいいのです。私は実際に、さまざまな表情をしたときの自律神経の状態を計測し、比較する実験をしましたが、心からの笑顔のときはもちろん、つくり笑いであっても「口角を上げれば副交感神経は上がる」というデータを得ています。

プレッシャーを感じたときなど、最初は無理にでもいいから、笑顔をつくることを習慣にしてみてください。心からの笑顔でなくても、口角が上がったことで副交感神経が刺激され、血流が増え、冷静さや平常心を取り戻すことができます。

これは、口角を上げるというフェイス・ストレッチが、顔筋の緊張をほぐして、心身にリラクゼーション効果をもたらすことが原因だと考えられます。

また、副交感神経が上がれば免疫力が高まることも証明されています。リンパ球が活性化されることが原因です。つまり笑顔になれば免疫力がアップするのです。

逆に、緊張を高めて副交感神経を下げてしまうのは、先ほどの力士のような「深刻な顔」や「苦しげな顔」です。口角が下がり、眉間にシワが寄れば、顔筋の緊張も高まります。アスリートが肉体に負荷がかかるトレーニングを行うさい「苦しい顔をせずに笑顔でやれ」と言われるのも、このような理由からです。

あなたのまわりを見渡してみても、いつでもにこやかな笑顔の人からは、ものごとがうまく進んでいる感じを受けるのではないでしょうか。実際には、調子がいいからにこやかなのではなく、顔に張り付けている「笑顔」が、自律神経をポジティブにコントロールして、「調子のよさ」を呼び込んでいるという面も大きいのです。

皆さんも、「調子がおかしい」と感じたら、ぜひ口角を上げてみてください。確実に効果が期待できます。

寝る前の「3行日記」が人生を変える

一日の終わり、寝る時間になっても、どうもリラックスできない――79ページでお話ししましたが、これは「神経が高ぶって眠れない」とよくいう通り、交感神経が上がったままでリラックスできない状態です。

質のいい睡眠をとるためには、その日にあったイヤなことや失敗したこと、不安、焦り、迷いなどをベッドに持ち込まないことが肝心です。つまりそれらに、夜のうちに決着をつける。そうしないと睡眠に適したバランスにならず、眠りも浅くなり、疲れもとれません。

そのためにおすすめしているのが、「寝る前の日記」です。「日記は苦手。続かなかったから」という人も多いかもしれませんが、たった3行でいいのです。

就寝前の日記は、ビジネスパーソンの方々やアスリートたちにも、私は積極的におすすめしており、多くの方が、「一日が充実するようになった」「翌日のやるべきことが明確になった」「よく眠れる」と話します。

書くことは3つだけ。

①きょう、失敗したこと
②きょう、一番感動したこと
③明日の目標

この順番で書くことに意味があります。

人は誰でも、失敗したこと、うまくいかなかったことがあっても、できれば自分が悪かったと認めたくないものです。認めざるを得ないとしても、早く忘れたいものです。

日記で最初に「失敗したこと」を書くことで、自分の失敗をうやむやにしたり他人に責任転嫁したりせずに真正面から認めることができます。さらに、なぜ失敗したの

か、原因を考えることになります。これを考えながら「書く」ことには、ネガティブなものを体の外に吐き出し、スッキリさせるデトックス効果があります。

次に、感動したこと、最後に目標を書くと、前向きな気持ちになり、気分に余裕も生まれて、リラックスしやすくなります。寝る前の自律神経が整い、良い状態で眠りにつけるようになるのです。

私も、日々の日記で反省と感動、目標を書き、自分を直視し、対策を講じながら毎日を過ごしています。

医療の現場では、一度起きたミスや「どうも機械の調子がおかしいな」「手術で人の連携がうまくいっていないな」という「気がかり」を直視せず放っておくと、必ず悪い方向に行きます。しかも、それは患者さんの命に関わります。だから目を背けるなどもってのほかで、その場で解決策を見出さなくてはなりません。日記はこの訓練にもなっているのです。

さて、素晴らしい効果を持つ日記ですが、ひとつだけカバーできない点があります。

それは、1日単位でない、長いスパンで流れ作業的に動いていることに対するチェック（検証）がしにくい、という点です。

私の仕事でいえば、手術にあたる人員や、手術室の機材や備品のメンテナンスのしくみに不安を感じたとします。しかし医療の現場は休みなく動き続けています。1日1度止めるわけにはいかない。こういう場合は、週に1度とか月に1度など、あらかじめスケジュールを決めて検証をしなくてはいけません。「時間があったらやる」では永遠にやりません。「調子がわるくなってきたらやる」では遅すぎるのです。

日記は1日単位ですが、このように、週や月単位でも、先述の①②③を書いてみるというのも、素晴らしい効果を生むはずです。

ぜひ今日から、始めてみてください。

自分の足を引っ張りつづける「恥部」を知る

私はもう何年も日記を続けていますが、今も日々その確実な効果を実感しています。
毎日の日記は、人生の質を決めるといっても決して大げさではない習慣です。
3行でもいいですが、余裕のある人は、もちろんもっと書いてもいいのです。

では「3行」より長い日記についてお話ししましょう。
じつはここからが、自律神経の研究を続けた結果、私が最も大事だと考えていることです。少々、いやかなり歯ごたえのある話になると思います。耳の痛い話もあるかもしれませんが、おつきあいください。

「はじめに」でも書きましたが、仕事でも勉強でも何でも、調子がわるいのには必ず

何らかの「本当の原因」があるはずです。それに気づかずにごまかしごまかしやっていても、根本的な解決にはなりません。

家庭内に不和があり、それがストレスになって眠りが浅くて調子が出ないのに、「もっと頑張らなきゃ」と深夜残業したり、温泉でのんびりしても、根っこは改善していません。

ところが人間は、「本当の原因」から目を背けたがる生きもののようです。

・本当は一番気になっていること
・これまでの人生で何度も問題を引き起こしたり、足を引っ張ってきた、自分の一番良くない性格
・「このままではいけない」「いつか向き合わなければいけない」と思っていること
・決着をつけていない過去の失敗や挫折など

――こういった自分の「恥部」と言うべきことを直視するのを避けたり、理由をつ

けて先送りしたり、自分をごまかしたり、正当化します。くさいものにフタをした状態で、何十年も生きてしまうのです。

子供のころは、親や先生がズバッと指摘してくれましたが、大人になると誰も言ってくれません。

「あなたは嫉妬心が強いね。今の発言も、本当はライバルの足を引っ張りたいがゆえの、否定のための否定でしょ」

「逆ギレする癖が直りませんね。だからいつまでも良い人と巡りあえないんですよ」

「仕事に身が入っていませんね『本当は弁護士になりたかったのに』なんて、まだ思ってるんじゃないですか?」

などと指摘してくれません。だから本人も自覚すらしていないケースがいくらでもある、ということになるのです。

思い当たることがありませんか?

先にお話ししましたが、**「恥部」「本当の原因」から目を背け、解決していないままにしていると、バランスはくずれます。**外来にお越しになる患者さんにも、こういうことが知らず知らずの間に積み重なって、調子を落としていたという方が本当に多いのです。

日記を書くことにより、「根本的な原因」から目を背けず直視できるようになる。そうすると、自分の恥部を直視したにもかかわらず、スッキリするのです。内側にためて「見ないフリ」を続けるほうがよほどストレスになっていたわけです。

直視したうえで対策を講じて解決すると、まず体の調子が良くなり、心が上向き、自律神経力《トータルパワー》が上がり、人生はどんどん冴えてきます。

「見える化」できれば調子は良くなる

自分のネガティブな面、欠点や恥部を直視できている人ほど強いものはありません。対策を考えられるからです。


「自分より優《すぐ》れている人に嫉妬しやすい」

「相手によって態度が変わる。上には弱いが下には威圧的」

「人に強く言われるとノーと言えなくなる」

「表面を広く浅くさらうのは得意だが、深く追究するのが苦手」


——など、人によっていろいろな「恥部」があります。これを直視するまでは怖いのですが、いったんしてしまえば、対策を講じないことのほうがよほど怖くなります。

自分でも、まだはっきり自覚できていない「調子がわるい原因」を見すえるために、今の自分の足を引っ張っていること、気になっていること、「いつかしなければ」と思いながら放っておいていることなどを、片っぱしから書き出してみましょう。「見える化」するのです。

・今日、こんな失敗をした。先月も同じことをした。なぜか。どういうときに失敗しやすいか。どうすればこのミスをなくせるか
・どうも妻とうまくいかない。どういうときに不愉快になるか。妻の言い分はどうか。どうしても改善できないならいったん距離を置いてみるか
・部下がやけに反発してくる。前の上司とはうまくやっていたようだ。どんなときに部下のパフォーマンスが悪くなるか、その前に自分はどんな接し方をしていたか。指示の仕方に問題があるのか、何か誤解があるのか、正しく評価されていない不満があるのか

――とにかく書き出すのです。書くだけで、それまでよりも客観的に問題を見ることができます。何十行になる人もいるでしょう。

しかし、ありとあらゆる「調子がわるい原因と思えるもの」を書き出せば、ほぼ間違いなくその中に本当の原因があります。ひとつや2つではなく、たくさんあるケースも多いでしょう。「こんなにあったのか」と、書いていて驚いてしまうという人もいるはずですが、それだけたくさんのものがバランスを乱していたわけです。この機会に全部出してしまいましょう。いったん書き出し始めると、途中でやめたくなくなります。

何十年も直視を避けていたのに、いざ始めたら一気に吐き出したくなる。これはもう、調子が良くなるステップが確実に始まっているサインです。

こういった「検証」が、何よりも大事なのです。検証しなければ、ただ失敗や不調をくり返すだけの日々になってしまいます。

そして、書き出したそれぞれを見て、「そうか、これが自分の足を引っ張っていた元凶だ」と、より深く納得できるものはどれかを考えます。「はじめに」でも書きましたが、「花」ではなく「根っこ」は何だったのか。この「検証からの納得」が、調子を良くするための決定的な一歩になります。

次に、「こういう場合はどう対処すればいいか」「どうすれば改善できるか」を考え、書いていきましょう。いくつもあって大変なこともあると思いますが、**書ききってしまえば、その中に、今の自分の調子をわるくさせているものの正体と、どうすれば解決できるかの答えが必ずあります。**

書き終わったら、優先順位をつけます。より根本的なもの、より緊急性の高いもの、重要性の高いものを優先して決めます。

――じっくりやると、とても寝る前にはできない大変な作業になります。数時間、あるいは一日かかるかもしれませんが、ぜひ一度こうして自分の「調子をわるくさせている原因」と向き合ってみてください。逃げていたときに比べて、見えてくるものがまったく変わっていることに驚くはずです。

「3行日記」に比べて、ずいぶんハードルが高いと思われるかもしれません。たしかに、実際にやってみる前は私もそう感じました。しかし、誰に話す必要もなく、自分の中で自分と対話すればいいのですから、あとはちょっとした勇気だけです。

ここまでくれば、あとは改善のために動けるかどうかです。

一度じっくりやってしまえば、あとは寝る前に「3行日記」を書くだけでも、「直視→検証→納得→対策→実行というプロセス」ができるようになります。それは、たった3行でも、本質に立脚した、意味のあるものになっているはずです。

「直視のプロセス」が自律神経力《トータルパワー》を上げる

２０１３年６月４日、サッカー日本代表は世界最速でワールドカップ・ブラジル大会の出場を決めました。

オーストラリアを相手に、勝つか引き分ければ出場が決まるが、負ければ一気にW杯が遠のく極めて大事な試合。後半36分に先制され、誰もが負けを覚悟したなかで、本田圭佑《けいすけ》選手が豪快にＰＫを決め、日本じゅうが感動に沸きました。

私も観戦していました。１点リードされた後半ロスタイム。外せばまず間違いなく負けという尋常ではないプレッシャーがかかる状況にもかかわらず、本田選手にはまったく「迷い」が見られませんでした。ＰＫの笛が鳴るや、迷わず「俺が蹴《け》る」とボールを持ち、迷いなくゴールの真ん中に突き刺して見せました。「外したら日本じゅうから叩かれる」「本番に弱いという致命的なイメージがつく」「誰か蹴ってくれないかな」という戸惑いや不安がまったく感じられません。

ゴールを決めた後、彼は、

「真ん中蹴って捕られたらしゃあないなと」

と語りました。**外しても後悔はないという迷いのなさが、あのゴールを生んだと私は思います。**

彼のプレーには終始、落ち着きがあり、想像を絶する重圧の中でも自分を安定させる方法を体得しているのがわかります。

「本田選手のメンタルの強さに感心した」という声もありましたが、私から見ると、あの重圧はメンタルの強さでどうなるものではありません。「こういう場面になったらこう考え、こうプレーする」という準備が、すでにできていたので迷いがなかった、だから自律神経力《トータルパワー》を高いまま維持できていて、持てる力をフルに出しきれたのだと考えています。

相手のゴールキーパーだってプロですから、本田選手にだって不安がないはずはありません。しかし彼は、

「不安から逃げると失敗するが、恐れず直視して向き合い、できる準備をしたという自信とともに臨めば成功する」

ということを、身をもって証明してくれました。

不安や、自分の弱点を直視し、認めている人間は強いですよ。

最初は非常に抵抗を感じるものの、いったん認めてしまえば、あとは自然に、

「その弱点が、これまでどんな失敗を引き起こしたのか」

「どういうときに弱点が顔を出すか」

「どうすれば改善できるか」

を、どんどん考えることができます。考えずにいられなくなります。そうなれば、もう問題はなかば解決したようなものです。

つまり、「直視」ができるかどうかが、健康、仕事、人間関係を含めた今後の人生を決める最大の分かれ道になるのです。この分かれ道をクリアできたときはじめて、これまでなかなか前に進まなかったさまざまなこと全てが、嘘のようにうまく回り始

めることでしょう。

人間は、「いま目の前にあるもの」でさえ、全てを意識はできません。たった今まで目の前にいた人がどんなネクタイをしていたかすら、覚えていないのがふつうです。「自分」についても同じです。何十年も自分の足を引っ張り、苦しめてきたのに、見て見ぬふりをしてきた「最大の欠点」「本当は嫌でたまらない弱点」は、直視しなければ「見て見ぬふり」のまま、つまり無意識のままです。意識にのぼったからといって、すぐには直りませんが、まずは「意識」すれば、可能性が生まれます。

「ゼロ」と「1」の差は決定的です。

ゼロを何十年続けてもゼロですが、いったん「1」が生まれてしまえば、3行日記を通じてつねに「直視のプロセス」を続けることによって10、100、千、万となり、いずれ必ず克服でき、まったく違った世界が目の前に広がることでしょう。

意識すれば、人は前進できるのです。

そして、このプロセスは、自律神経が安定し、高い自律神経力《トータルパワー》を維持できていてこ

そ、できることなのです。安定していないと楽なほうに流れたり、表面的なことにしか目が向かなくなってしまいます。

「正視に堪《た》えない」という言葉がありますが、まさに同じで、「直視するのに堪えられない」からです。

この本でここまでに紹介した一つひとつのメニューは、この「直視→分析→対策を考える→実行」という大きな山に登りやすくするためのものです。すべてのメニューは、ここにつながっているのです。

おわりに

最後までお読みいただきありがとうございます。

調子がわるいと思ったらまず体を疑い、自律神経のバランスを整え、自律神経力《トータルパワー》を上げる習慣を身につける。その方法についてお話ししてきました。

ここまで読んでくださった方は、「調子がわるい状態」を、文字通り「悪者」と思っているのではないでしょうか。

え、当たり前じゃないかって?

その通りです。調子は良いほうがいいに決まっているし、そのためにいろいろと私たちも研究し、その成果を本書で書かせていただいています。しかし、「調子がわるい状態」にも、意味があるのです。それも、きわめて大事な意味です。

「失ってはじめて健康のありがたさを知る」といいますが、健康でも仕事や勉強でも、

「調子がわるい」と思ってこそ、人は原因を真剣に考えるのではないでしょうか。

何度かお話ししましたが、「調子がわるい」のには、「葉」や「花」「枝」ではない、「根っこ」にあたる「本当の原因」が必ずあります。しかしふだんそれは表面には出てこないことが多く、だからこそ放置されてきたのです。その間に事態は悪化し、いよいよ隠れられなくなって表面化してくる。ここでやっと私たちは「調子がわるい」と気づくのです。

お察しの通り、これは「本当の原因」に気づき、表面的でなく根本的に改善してしまうチャンスでもあるのです。中途半端に調子が良いと、気づこうという気持ちになれません。

気づいた後に待っているのは、以前よりも調子の良いあなたです。

「ふだん100だったのが、60まで調子を落とし、回復したら100に戻る」のではありません。「本当の原因」に気づかず、あるいは見て見ぬふりをしていた状態で100だったのなら、**「根っこ」に気づいて改善したら110や120になるのです。これが、自律神経力《トータルパワー》が上がるということです。**

だから、調子がわるくなったら「元に戻そう」とばかり考えないことが大切です。「以前よりも良い、新しい自分になる」と考えていただきたいと思います。日本を代表して世界と戦うようなトップアスリートでも、元の状態（100）に戻そう戻そうとして焦るあまり、さらに調子を落として診察に訪れる方が多いのですが、私は、

「自分に見えていなかった欠点やウィークポイントが明らかになる絶好の機会です。そこを冷静に見極めて直していけば、前の状態よりも発達した、違う自分が登場しますよ」

と、お話ししています。

生きていれば、良いことばかりではありません。イヤなこと、心配なこと、ストレスになること、つらいこと、悲しいこと、自分の欠点に苦しめられることなど、いろいろあります。しかし、もうお気づきのように、皆さんはそれらを克服してきたから、乗り越えたからこそ、これまで成長や発展をされてきたのではないでしょうか。

もし今つらくても、それはあなたの人生の最終的な結果ではありません。今より一

歩進んだ、新しいあなたになるための過程、階段が用意されていたということだと、私は思っています。

「本当の原因」「根っこ」を直視し、見つめていけば、今よりずっと健康で幸せな自分になれるのです。自分を冷静に見つめ、検証できてはじめて自律神経力《トータルパワー》は上がるのですから。

今までは、自分の足を引っ張るものと、一人で闘ってこられたかもしれません。

しかしこれからは、

「なんだかこの頃おかしい」

「どうも思うようにいかない」

「調子がわるい」

と思ったら、どうかこの本で私がお話ししたことを、思い出していただければ幸いです。

小林弘幸

人は誰でも最高の花を咲かせることができます

人生の活動源として

いま要求される新しい気運は、最も現実的な生々しい時代に吐息する大衆の活力と活動源である。

文明はすべてを合理化し、自主的精神はますます衰退に瀕し、自由は奪われようとしている今日、プレイブックスに課せられた役割と必要は広く新鮮な願いとなろう。

いわゆる知識人にもとめる書物は数多く窺うまでもない。

本刊行は、在来の観念類型を打破し、謂わば現代生活の機能に即する潤滑油として、逞しい生命を吹込もうとするものである。

われわれの現状は、埃りと騒音に紛れ、雑踏に苛まれ、あくせく追われる仕事に、日々の不安は健全な精神生活を妨げる圧迫感となり、まさに現実はストレス症状を呈している。

プレイブックスは、それらすべてのうっ積を吹きとばし、自由闊達な活動力を培養し、勇気と自信を生みだす最も楽しいシリーズたらんことを、われわれは鋭意貫かんとするものである。

—創始者のことば— 小澤和一

著者紹介

小林弘幸〈こばやし ひろゆき〉

1960年埼玉県生まれ。順天堂大学医学部教授。日本体育協会公認スポーツドクター。

順天堂大学医学部卒業、同大学大学院医学研究科修了。ロンドン大学付属英国王立小児病院外科、トリニティ大学付属医学研究センター、アイルランド国立病院外科での勤務を経て、順天堂大学小児外科講師・助教授を歴任。

外科・移植外科、免疫、臓器、神経、水、スポーツ飲料、栄養などの研究の過程で、交感神経と副交感神経のバランスの重要性を痛感。自律神経研究の第一人者として、豊富な臨床経験をベースに、ベストパフォーマンスを出すための方法論を医学的に研究・分析し、多くのトップアスリート、経営者、文化人の健康指導に携わる。テレビの健康番組や雑誌などでのわかりやすい解説でも支持されている。

著書に『なぜ、「これ」は健康にいいのか?』(サンマーク出版)などがある。

その神経《バランス》じゃ
調子《ちょうし》わるくもなりますよ

青春新書 PLAYBOOKS

2013年8月20日 第1刷
2013年9月30日 第3刷

著者 小《こ》林《ばやし》弘《ひろ》幸《ゆき》

発行者 小澤源太郎

責任編集 株式会社プライム涌光

電話 編集部 03(3203)2850

発行所 東京都新宿区若松町12番1号 〒162-0056 株式会社青春出版社

電話 営業部 03(3207)1916 振替番号 00190-7-98602

印刷・図書印刷 製本・フォーネット社

ISBN978-4-413-01990-3